Saggi

Maurizio Cremonte, Riccardo Lera
con Maurizio Scordino

La salute negata

Quarant'anni di Sanità pubblica
raccontati da chi li ha vissuti

Prefazione di Paolo Mazzarello

εροκέ

ISBN 978-88-31327-99-2

Prima edizione: 2025

Edizioni Epoké. Via N. Bixio, 5
15067, Novi Ligure (AL)
www.edizioniepoke.it
epoke@edizioniepoke.it

Editing e progetto grafico: Gerardo Baldassarre, Simone Tedeschi, Edoardo Traverso

I edizione

Donare un sorriso
Rende felice il cuore:
Arricchisce chi lo riceve
Senza impoverire chi lo dona.
Non dura che un istante
Ma il suo ricordo rimane a lungo.
Nessuno è così ricco
Da poterne fare a meno
Né così povero da non poterlo donare.
Il sorriso crea gioia in famiglia
Dà sostegno nel lavoro
Ed è segno tangibile d'amicizia.
Un sorriso dona sollievo a chi è stanco,
Rinnova il coraggio nelle prove
E nella tristezza è medicina.
E se incontri chi non te lo offre,
Sii generoso e porgigli il tuo:
Nessuno ha tanto bisogno di un sorriso
Come colui che non sa darlo

Frederick William Faber (1814 –1863), *Valore di un sorriso*

Ai nostri Genitori che,
con il loro esempio,
ci hanno insegnato l'onestà e il rispetto verso il prossimo

Maurizio Cremonte e Riccardo Lera

INDICE

PREFAZIONE

13 Per non dimenticare

19 Nota degli autori

PREMESSA

23 Medici e non medici

27 Introduzione
- **27** Alle origini del sistema
- **32** Alle origini del baratro

CAPITOLO UNO.

37 Dall'aula alla corsia. Breve storia di due vocazioni
- **37** 1.1 Il perché di una scelta
- **39** 1.2 Quasi medici
- **42** 1.3 Corsia universitaria
- **49** 1.4 Specializzandi
- **52** 1.5 La guardia medica
- **58** 1.6 La svolta

CAPITOLO DUE

69 Il fondamentale Diritto

69 2.1 I princìpi

71 2.2 La salute come costo

77 2.3 La controriforma

79 2.4 Drg e dintorni

83 2.5 Le prime avvisaglie. 1992, l'interregno dei commissari

86 2.6 Realtà parallele

90 2.7 L'irrigidimento delle gerarchie

98 2.8 Sommersi e salvati

CAPITOLO TRE

101 Lacci e lacciuoli

101 3.1 I tagli progressivi. I perché di un'attesa infinita

105 3.2 I medici specializzandi: un pasticcio tutto italiano

113 3.3 L'informatizzazione

117 3.4 I concorsi

124 3.5 Protocolli per la Qualità

CAPITOLO QUATTRO

129 Il futuro che ci attende

129 4.1 La mancanza di motivazione

133 4.2 Il *burnout* della classe medica e infermieristica

139 4.3 Tipologie di utenza

145 4.4 Gli operatori in Sanità

151 4.5 Il personale amministrativo

CAPITOLO CINQUE

153 Le domande che vanno fatte

153 5.1 Perché tutti questi accertamenti? La medicina difensiva

155 5.2 Abbiamo un difetto di comunicazione?

159 5.3 Siamo in stato di emergenza?

163 5.4 Perché la spesa sanitaria continua ad aumentare?

166 5.5 Serve ancora l'accesso a numero chiuso?

167 5.6 Avremo solo una Sanità privata?

169 5.7 Siamo arrivati al punto di non ritorno?

173 Conclusioni

181 Post scriptum

186 Autori e curatore

PREFAZIONE

Per non dimenticare

di Paolo Mazzarello[1]

Un tunnel senza uscita. Questo è il viaggio nella Medicina e nella Sanità italiana, lungo un arco temporale quarantennale, di Maurizio Cremonte e Riccardo Lera. Laureati entrambi nel 1982, neuropsichiatra infantile l'uno e pediatra l'altro, amici da sempre, in questo libro raccontano gli alti e bassi di una professione amata, vissuta intensamente e che ha assorbito le loro vite. Gli alti appartengono all'inizio del loro itinerario,

[1] Professore ordinario di Storia della medicina presso l'ateneo di Pavia, Paolo Mazzarello è medico chirurgo con specialità in neurologia. Nella sua lunga carriera di scrittore e saggista ha pubblicato: 1999, *The Hidden Structure: a scientific biography of Camillo Golgi*, New York: Oxford University Press; 2004, *Costantinopoli 1786: La congiura e la beffa. L'intrigo Spallanzani*, Torino: Bollati Boringhieri; 2005, *Il genio e l'alienista. La strana visita di Lombroso a Tolstoj*, Torino: Bollati Boringhieri; 2006, *Il Nobel dimenticato. La vita e la scienza di Camillo Golgi*, Torino: Bollati Boringhieri; 2009, *Il professore e la cantante. La grande storia d'amore di Alessandro Volta*, Torino: Bollati Boringhieri; con Dario Mantovani, 2011, *Il merito e la passione*, Milano: Cisalpino-Monduzzi; 2010, *Golgi. A biography of the founder of modern neuroscience*, New York: Oxford University Press; 2013, *L'erba della Regina. Storia di un decotto miracoloso*, Torino: Bollati Boringhieri; 2015,

quando la Sanità italiana era un esempio fulgido riconosciuto a livello internazionale, per l'efficienza e la struttura democratica dei servizi che erogava, i bassi agli ultimi venticinque anni, quando il progetto grandioso di una medicina alla portata di tutti è mutato diventando un edificio pieno di crepe e in fase di progressivo degrado. La loro testimonianza è in realtà un profondo e doloroso documento di denuncia: una discesa che non ha ancora raggiunto gli inferi ma è sulla buona strada per arrivarvi nel prossimo futuro. Viaggio in un certo senso dantesco, dunque, ma che segue metaforicamente un percorso inverso rispetto a quello del grande fiorentino, da un sistema pieno di promesse alle attuali disillusioni. Il racconto si sofferma puntualmente sulle varie tappe di un disastro: i tagli progressivi dei finanziamenti, le lunghe liste d'attesa, le problematiche dei medici specializzandi, i turni improvvisati, gli ambulatori inadeguati, i rimedi destinati a incrementare i danni (un esempio fra tutti: i "gettonisti" a contratto privato che guadagnano, in un tempo di lavoro limitato, cifre molto superiori ai dottori ospedalieri assunti dopo regolare concorso) e chi più ne ha più ne metta.

Molti sono i modi adottati da diversi autori per illustrare i problemi sanitari del nostro Paese dal punto di vista professionale, legislativo e organizzativo. Di solito si tratta di saggi specialistici che si rivolgono a medici, ingegneri e architetti, o a burocrati interessati agli aspetti gestionali del funzionamento

E si salvò anche la madre. L'evento che rivoluzionò il taglio cesareo, Torino: Bollati Boringhieri; 2016, *Quattro ore nelle tenebre*, Milano: Bompiani; 2017, *L'elefante di Napoleone. Un animale che voleva essere libero*, Milano: Bompiani; 2021, *L'intrigo Spallanzani*, Torino: Bollati Boringhieri; 2022, *Il mulino di Leibniz*, Venezia: Neri Pozza; 2022, *Storia avventurosa della medicina*, Venezia: Neri Pozza; 2024, *Il Darwinista Infedele*, Milano: Hoepli.

degli ospedali e delle strutture sanitarie in generale. Il pubblico interessato è, solitamente, limitato già in partenza: difficilmente un lettore colto di diversa estrazione prenderà mai in mano questi testi per leggerli compiutamente, riservati come sono alla consultazione.

La strategia comunicativa adottata da Cremonte e Lera (coordinata dal sociologo e giornalista Maurizio Scordino) si discosta sensibilmente da queste modalità esclusivamente tecniche, ossia dal modo tradizionale di esporre i problemi specifici del sistema sanitario italiano. L'idea a mio parere vincente è stata quella di raccontare l'andamento nel tempo, con diverse scansioni per argomenti, delle loro esperienze mediche (nel testo diventate tanti esperimenti personali vissuti sulla loro pelle) che inevitabilmente hanno saggiato la funzionalità dell'assistenza alla salute nel nostro Paese, sia locale che nazionale. Il risultato è un resoconto molto originale perché le biografie mediche diventano la lente attraverso cui osservare i mutamenti di un mondo che li aveva accolti benevolmente, all'inizio della loro carriera, ma che, a seguito di ben precisi provvedimenti legislativi, li ha poi sconfortati e profondamente delusi. Racconti in cui molti medici laureati negli anni Settanta e Ottanta del Novecento si specchieranno. Le guardie mediche talvolta in sedi lontane e disagiate, la tentazione della ricerca scientifica, poi abbandonata per il richiamo del paziente come soggetto a cui non si poteva sacrificare del tempo, la progressiva e ineluttabile erosione del pubblico a favore del privato e, infine, l'impatto devastante della pandemia da Covid-19 che avrebbe potuto diventare un'occasione di crescita e di apertura a nuove possibilità del servizio sanitario (senza rinnegare il tanto buono del passato) e invece si è conclusa con una chiusura egoistica che ha favorito le strutture mediche aziendali private. I due racconti paralleli, nonostante le spinte centrifughe, sono tenuti a bada e si fondono in una struttura compatta per merito di Maurizio Scordino che ha coordinato la raccolta delle due testimonianze e le ha armonizzate con saggia ironia, nell'intento forse di evitare che i due amici rischiassero di prendersi troppo sul serio.

Nel racconto troviamo gli inizi di una vocazione (per entrambi si tratta proprio di questo, non di una semplice scelta professionale), le esperienze nelle corsie ospedaliere, gli anni di specializzazione e, in parallelo, un sistema sanitario che corre veloce verso il baratro. Dalla microstoria di due vite professionali alla macrostoria di un'organizzazione nazionale introdotta per eliminare i privilegi ma che sta cadendo in una deriva puramente monetaria e finanziaria a tutto vantaggio dell'attività privata.

Come è stato possibile tutto questo?

Le risposte ipotetiche e dubitative sono disseminate nel libro e prendono ispirazione dai molti punti di svolta legislativi che hanno progressivamente impoverito le competenze sostituendole con la preponderanza delle scelte politiche e, purtroppo derivate da queste, delle forze clientelari. Il libro è dunque anche un'autobiografia critica non solo dei due protagonisti ma anche di un intero sistema.

Davvero commoventi sono le pagine dedicate da Cremonte e Lera a vari episodi significativi della loro vita professionale che illustrano le caratteristiche uniche del rapporto medico-paziente. Dal racconto si capisce bene quanto esercitare l'arte (e la scienza) del curare voglia dire calarsi in un compito emotivamente difficile, talvolta sovrumano: alleviare la sofferenza che l'ingiustizia della natura propina con indifferenza, sorda a ogni merito. Allora basta, per rendere più lieve la vita, lo sguardo commosso e partecipe del medico, consapevole di essere frequentemente l'unico baluardo in grado di dare la forza per affrontare le ingiustizie del destino che possono colpire senza pietà e nella totale indifferenza. Emblematiche le pagine che Cremonte e Lera dedicano a momenti affettivamente coinvolgenti della loro vita professionale: la morte di un piccolo bambino adottato da una coppia, accompagnato dal neuropsichiatra con intensa partecipazione, fino alla fine; i campi-scuola per i piccoli pazienti diabetici realizzati soltanto dopo una lotta estenuante del pediatra con l'amministrazione ospedaliera, e unicamente per l'impegno di un'associazione organizzata dalle famiglie.

Un compito arduo, quello del medico, se vissuto con la piena consapevolezza del suo valore etico, spesso reso ancora più problematico dai condizionamenti che derivano da una Sanità anaffettiva o addirittura respingente. Proprio da questo contrasto fra la vocazione individuale e l'indifferenza istituzionale scaturisce la parabola esistenziale raccontata in questo libro di denuncia, particolarmente amaro proprio perché scritto da due medici innamorati della loro professione.

Nota degli autori

Quando decidemmo di scrivere questo libro, era l'autunno del 2019. L'idea era quella di raccontare le nostre vicende professionali alla luce del progressivo decadimento del Servizio Sanitario Nazionale (SSN). Nonostante lo stessero strangolando, nel più totale silenzio della politica e di gran parte dei media e dei mezzi di informazione, protestare all'interno delle nostre corsie era poco gradito ai vertici, pena anche severe sanzioni disciplinari. Motivo per cui, superati i sessant'anni d'età, ritenemmo che quella situazione fosse per noi inaccettabile e, raggiunti i quarantatré anni di contributi previsti, a pochi mesi di distanza l'uno dall'altro, decidemmo di staccare la spina andando in pensione. Delusi e sconfortati avremmo voluto spiegare a colpi di tastiera i motivi di quella decisione, ossia raccontare la nostra esperienza di medici in prima linea, chiamati a far conciliare le direttive politiche, la burocrazia e i conti con le esigenze del malato (ora cliente o utente) in quanto tale, ossia l'unico, poco standardizzabile, ma fondamentalmente titolare di diritti. Soggetto impersonale, ma assai concreto, interessante per i dirigenti della Sanità solo come numero e, in periodo elettorale, per il politico come voto. Delusi e sconfortati, dicevamo, per il silenzio a dir poco imbarazzante dal quale ormai da alcuni decenni (complici tutti, sottoscritti compresi) è avvolto il declino di una professione e di un Servizio Sanitario Nazionale che, ancora negli anni Ottanta, veniva riconosciuto come uno dei migliori a livello mondiale; avremmo dovuto gridare più forte la nostra rabbia, quando i responsabili della Sanità pubblica cercavano di trasformarci in meri esecutori di procedure burocratiche (a volte persino dubbie), finalizzate esclusivamente a far quadrare i conti. Avremmo dovuto, ma non lo abbiamo fatto. Non quanto avremmo potuto, almeno. Così come assai blande sono state le nostre rimostranze quando ci veniva imposto di non sforare gli orari, come se le persone malate potessero guarire a comando. E neppure abbiamo gridato abbastanza, quando i direttori sanitari pretendevano che seguissimo a occhi chiusi le direttive previste, anche quelle inadeguate, o poco proficue per il paziente, al fine di evitare denunce e richieste di indennizzi. Pochi mesi dopo aver lasciato il servizio, tuttavia, nel gennaio 2020 fummo costretti a fare i conti con un enorme imprevisto. Al tempo, infatti, nessuno di noi aveva mai sentito parlare di Covid-19, né avevamo l'esatta percezione di ciò che sarebbe accaduto poco dopo. Certo, alla luce di alcune precedenti esperienze come la SARS del 2003[1] e la MERS del 2012[2], durante le quali in Italia peraltro non successe proprio nulla, sapevamo quanto potesse essere potenzialmente pericolosa un'epidemia trasmessa per via respiratoria da un virus che, effettuato il cosiddetto salto di specie, potesse contagiare il genere umano. Tuttavia, nonostante alcuni scien-

[1] La SARS, acronimo di *Severe Acute Respiratory Syndrome* (sindrome respiratoria acuta grave) è stata, nel 2003, una forma epidemica caratterizzata da una polmonite atipica causata dal virusSARS-CoV-1 trasmessa dai pipistrelli.

[2] La MERS-CoV, acronimo di *Middle East Respiratory Syndrome* (nota come sindrome respiratoria mediorientale da coronavirus), è causata da un virus trasmesso all'uomo da dromedari infetti.

ziati ci avessero allertato con le loro pubblicazioni, dobbiamo confessare di non essere stati in grado neppure di ipotizzare ciò che poi sarebbe realmente avvenuto[3].

Il lockdown ci fermò. Durante la pandemia il nostro SSN mostrò impietosamente tutte le proprie debolezze e criticità, in particolare quelle relative a una medicina territoriale paradossalmente presa alla sprovvista soprattutto nelle regioni dell'opulento Nord Italia[4].

Una situazione obiettivamente intollerabile per un Paese che possa definirsi civile, frutto dell'indifferenza, quando non addirittura dell'incompetenza dei Governi di ogni colore succedutisi in Italia durante gli ultimi decenni, i quali hanno progressivamente ridotto le risorse economiche per finanziare il SSN, legiferando solo in favore del contenimento della

[3] Vale la pena, a questo proposito, ricordare il discorso pronunciato dall'allora Presidente degli Stati Uniti d'America, Barak Obama, nel 2014 in occasione dell'epidemia di Ebola che aveva colpito l'Africa occidentale. Sempre nello stesso anno Obama aveva proposto al Senato statunitense un finanziamento col quale dotare il mondo intero di un'infrastruttura moderna, capace di combattere in modo rapido ed efficace l'eventuale diffondersi di un virus: «Potrebbe accadere che a un certo punto arrivi una malattia che si trasmette attraverso l'aria e che sia mortale. E per essere in grado di affrontarla dobbiamo creare un'infrastruttura, non solo nel nostro Paese ma in tutto il mondo, che ci permetta di riconoscerla velocemente, isolarla velocemente e rispondere velocemente» (Barack Obama, 2 dicembre 2014, discorso tenuto presso il National Institute of Health).

[4] Quale fosse l'importanza che in Lombardia, solo per fare un esempio, si attribuiva politicamente ai medici di medicina generale, appare infatti ben sintetizzata nelle parole pronunciate nel 2019 dall'allora Capo di gabinetto alla Presidenza del Consiglio dei Ministri Giancarlo Giorgetti: «Nei prossimi cinque anni mancheranno quarantacinquemila medici di base. Ma chi va più dal medico di base, senza offesa per i professionisti qui presenti? Tutto questo mondo qui, quello del medico di cui ci si fidava... è finita anche quella roba lì» (Giancarlo Giorgetti, Rimini 25 agosto 2019, Meeting di Comunione e Liberazione).

spesa. Le conseguenze di quelle decisioni sono ovviamente emerse anche al di fuori delle strutture sanitarie territoriali. Gli ospedali e i pronto soccorso di tutta Italia nel biennio 2020/21 si sono eretti a trincea fra la vita e la morte, mentre la reale capacità di poter accogliere nei letti di rianimazione gli ammalati diventava una discriminante fra ciò che l'intero Paese poteva permettersi o meno di fare, incidendo su tutto il sistema produttivo e sulla qualità di vita di ogni cittadino. In sintesi, il SSN italiano non reggeva alla prova dei fatti. Travolti dagli eventi e rimboccate le maniche per contribuire in qualche modo nella lotta al Covid-19, rimandammo pertanto il progetto augurandoci che, trascorso il periodo pandemico, la lezione impartita dal virus avrebbe mutato l'atteggiamento governativo del nostro Paese. Sbagliavamo, ovviamente. Tanto da poter oggi affermare, senza timore di smentita, che nel corso della campagna elettorale precedente le ultime elezioni politiche, nessun partito abbia fatto il minimo accenno alla necessità di una sostanziale riforma del SSN.

Nelle pagine che seguono proveremo pertanto a raccontare la nostra formazione umana e professionale, che ci ha portato a confrontarci con un sistema assai lontano dal nostro comune sentire. Lo si potrebbe definire un fallimento politico, strutturale e organizzativo, che ci ha costretto, insieme a migliaia di altri colleghi, a dismettere anzitempo quel camice (più o meno) bianco, di cui andremo per sempre orgogliosi.

Maurizio Cremonte e Riccardo Lera
30 novembre 2024

PREMESSA

Medici e non-medici

di Maurizio Scordino

Ho curato questo volume fianco a fianco, per molti mesi, a due fuoriclasse in più campi. In primo luogo quello professionale, come potrete leggere nelle pagine che seguiranno, grazie alle quali ho imparato cose (o, quanto meno, ne sono venuto a conoscenza) che "noi altri" (leggasi: i "non-medici") non possiamo immaginare. Grazie.

Ma fuoriclasse anche nell'autoironia che ci ha fatto trascorrere momenti di assoluto divertimento, nonostante il tema. Fuoriclasse, tra il resto e più importante, di un'umanità empatica ormai desueta verso chiunque soffra di malattia, resa ancora più straziante dal loro occuparsi di pazienti bambini. Quelle che seguono, pertanto, sono pagine tratte dal solo modo in cui un resoconto che sia prima di tutto umano, possa essere effettuato. Un'intervista lunga e appassionata, poi trasformata in un saggio a più mani, svoltasi guardandosi dritti in faccia, anche quando gli occhi si riempivano di lacrime. Non tutto il frutto di quel dolore è stato trascritto in questo testo, ma sicuramente per intero ne abbiamo riportato il senso d'impotenza che esso comporta, quando non lo si placa. Un volume di denuncia civile, che si apre con una parte biografica degli autori compilata da me, avendo avuto però cura di privilegiare mediante spazi e corsivi a fine paragrafo, il loro racconto autentico. Seguita dai capitoli successivi redatti da Maurizio e Riccardo, poi ricondotti in una veste editoriale univoca a evitare distinguo di forma, ma non di sostanza. Un libro inteso a rammentare che dove non possono (o non vogliono) Leggi e Regolamenti, possono invece i singoli, quando usano il proprio positivo potere e il proprio sapere nell'esclusivo interesse delle persone di cui si prendono cura. Senza clamore Riccardo Lera e Maurizio Cremonte, al pari di tanti altri italiani, fino a quando è stato loro possibile hanno lavorato aggirando gli impedimenti burocratici in piena coscienza e convinzione, mediante un agire quotidiano sintetizzabile in una frase di cui, oltre alle parole che la compongono, si è persa traccia anche del senso che intende rappresentare: «Me ne assumo io la responsabilità».

Affinché questo volume non venga confuso però con un'agiografia, serve rassicurare che l'eccezionalità intrinseca dei protagonisti di questo racconto esiste, certamente, ma prescinde da alcun valore di tipo mistico, anzi. La loro, infatti, più che superiorità è distinzione, saldamente ancorata al proprio status di medici che, secondo un assunto ovviamente stabilito in maniera unilaterale dalla categoria medica, li separa nettamente dai non–medici. Una "selezione" che a prima vista potrebbe apparire quanto meno drastica, ma che affonda le proprie radici in una tara culturale talmente profonda da risultare impenetrabile.

Tanto per cominciare, salvo eccezioni, i medici sono impermeabili alla realtà esterna. Nel senso che non snobbano volutamente l'ipotesi di una situazione appunto esterna alla loro, più semplicemente ignorano che esista; non riescono neppure a immaginarla. Per fare un esempio, loro non disconoscono il fatto che un non-medico possa aver conseguito cinque lauree, ma sanno di essere i dottori per antonomasia (cosa verissima del resto) e tanto basta loro a catalogare gli esseri umani come sopra. Questo non significa che loro considerino necessariamente gli altri, tutti gli altri, in senso negativo, non serve: a liquidarli come "altro da loro" basta già la qualifica di non-medico.

Infine, ma più importante, c'è il dato dei dati, quello che in qualche modo tende e riequilibrare la questione. Quando malauguratamente serve, infatti, i non-medici (ossia la parte più numerosa dell'umanità) affidano loro la propria vita. Che spesso (e questo, ai medici, va riconosciuto) riescono a salvare. Un bel 4-0 per loro, quindi, consapevoli che masticare amaro non piace a nessuno, ma è sempre meglio che farsi masticare dai vermi.

Tornando invece al punto, va rilevato che se il non-medico è amico di medici (cosa per nulla scontata: i medici in genere frequentano solo sé stessi, o al massimo altri medici), le cose si complicano. Mettiamo il caso, per esempio, che all'amico non-medico di due medici, questi chiedano di curare il libro (certo: si dice "curare" anche nel caso dei libri) che vorrebbero scrivere, per spiegare "a colpi di tastiera" il disastro della Sanità pubblica nel nostro Paese; ecco che allora cominciano i problemi. In questo caso, infatti, i medici tenteranno con sincerità di mostrare la loro veste umana (per quanto mai paritetica) al non-medico, affinché lui possa comprendere. Cosa? Ma le ragioni, non più sopportabili, per le quali - partiti dallo "studiolo" attrezzato in casa di uno dei due, dove mossero i primi passi di matricole in Medicina - dopo circa quarant'anni di proficuo lavoro ospedaliero si sono sentiti costretti a gettare la spugna, andando in pensione.

Invano: la veste umana di un medico, posto che tale veste ci sia, risulta esternamente irrilevabile. Innanzitutto perché un medico non riesce a percepire il mondo esterno, se non come un insieme di situazioni esistenti esclusivamente in funzione del suo essere medico. Quindi perché qualsiasi tesi i medici vogliano proporre a sostegno del proprio punto di vista, finisce sempre nel caso personale (presente o passato non fa differenza), fatto assurgere a imprescindibile paradigma soprannaturale di portata universale. Per i medici, infatti, conta solo ciò che accade in ambito medico. Ma non per megalomania, semplicemente perché sono medici.

Detto meglio, è proprio l'apparire umano che per un medico è impossibile. Perché il medico, in quanto tale, salva le vite umane a prescindere. E chi salva le vite umane non è umano: è un medico. Che in quanto medico, appunto, in qualsiasi modo si ponga, o proponga, non potrà (né vorrà) mai essere altro che un medico.

Senza contare che tutti gli altri ruoli, anche volendo, sono già stati occupati dai non-medici.

Introduzione

Alle origini del sistema

La recente pandemia ha scatenato una crisi sociale, economica e sanitaria che si inserisce in un quadro di profonda trasformazione del nostro Paese, imposta dalla situazione politica internazionale, dagli effetti della cosiddetta globalizzazione, dalle emergenze climatiche e ambientali, dal mutato assetto demografico e dalla rivoluzione tecnologica in corso. Data la premessa appare più che naturale chiedersi se il Servizio Sanitario Nazionale possa reggere nel tempo, in una condizione di obbiettiva sofferenza, senza adeguati finanziamenti e soprattutto senza una programmazione corretta.

Sono molti, infatti, gli ostacoli che il cittadino si trova di fronte quando ha la necessità di accedere a un percorso di diagnosi e cura: la difficoltà di dialogo a livello territoriale, per esempio, le ritardate risposte agli accertamenti, l'irraggiungibilità degli specialisti, l'inevitabile ricorso al privato, la rinuncia per motivi economici. Questi e molti altri aspetti fotografano, inoltre, la progressiva frantumazione di un rapporto: quello fra medico e paziente, unitamente al frequente, quanto improprio, ricorrere agli affollatissimi pronto soccorso.

Separati da tale solco, da una parte vi è il cittadino, lasciato solo davanti a un problema relativo alla propria salute, mentre dall'altra troviamo lui, il medico, apparentemente sempre più lontano e sempre meno in grado di esercitare a pieno la propria naturale professione di aiuto. Se tale difficoltà è ben chiara e percepita da tutti, lui, il medico, che considerazioni è in grado di fare? Qual è il suo pensiero?

Per riuscire a rispondere a questi interrogativi occorre ripercorrere brevemente la storia della Sanità del nostro Paese, anche se potrebbe bastare richiamarsi all'articolo 32 della Costituzione, indicante inequivocabilmente ciò che la Repubblica Italiana deve tutelare: «la salute come fondamentale diritto dell'individuo e interesse della collettività» [1].

In applicazione del Dettato Costituzionale, dieci anni dopo, nel 1958, fu istituito il Ministero della Sanità[2] e un ulteriore decennio più tardi, la Legge Mariotti estese il diritto all'assistenza ospedaliera a tutti i cittadini[3].

---

[1] Art. 32 della Costituzione italiana.

[2] Legge n. 296 del 13 marzo 1958, che prevedeva da parte del neo-dicastero l'assorbimento delle competenze dell'Alto Commissariato e delle altre Amministrazioni Centrali preposte alla Sanità Pubblica. Sempre in quel periodo nacquero il Consiglio Superiore di Sanità, con funzioni consultive, e l'Istituto Superiore di Sanità, in qualità di organo tecnico-scientifico.

[3] Legge n. 132/68, proposta dall'allora Ministro della Sanità Luigi Mariotti. Socialista, quattro volte ministro, il fiorentino Mariotti, prima di vedere approvata la riforma che porta appunto il suo nome, dovette scontrarsi con le resistenze del Partito Liberale Italiano (PLI) e di parte della Democrazia Cristiana (DC), entrambi contrari a un'impostazione universalistica di quello che oggi viene definito *welfare*, ossia il benessere sociale. Va tuttavia sottolineato che questa riforma non fu in grado di risollevare dal dissesto finanziario le cosiddette "mutue" (forma di assistenza medica pubblica, differenziata a seconda delle professioni degli assistiti, garantita da enti assicurativi che affondavano le loro radici nelle società operaie dell'Ottocento,

Detta legge, inoltre, obbligò lo Stato a finanziare il debito degli ospedali e, nel contempo, le Regioni una volta istituite a curare la programmazione ospedaliera locale, classificando le strutture in zonali, provinciali e regionali.

Un ulteriore decennio dovette però ancora trascorrere, per ottenere dal Parlamento la Legge 833/78 che istituiva il SSN così come fortemente voluto dall'onorevole Tina Anselmi[4].

Modello di riferimento della legge fu l'allora National Health Service britannico: un modello sanitario di tipo solidari-

---

quando i lavoratori salariati iniziarono ad associarsi e a mettere in comune risorse per assicurarsi contro i rischi della vita), prima commissariate e poi liquidate. Va comunque riconosciuto, in ogni caso, che la Legge Mariotti costituì la premessa fondamentale per la nascita del Servizio Sanitario Nazionale.

[4] Cattolica e iscritta alla Democrazia Cristiana, Tina Anselmi fu staffetta partigiana, oltre che la prima donna in Italia a ricoprire l'incarico di Ministro della Repubblica. Spesso avversata dai suoi stessi colleghi di partito con l'accusa, soprattutto dopo l'omicidio di Aldo Moro, di essere troppo ondivaga (fu soprannominata "la Tina vagante") verso socialisti e comunisti, Anselmi fu protagonista indiscussa di numerose leggi che hanno segnato la storia italiana. «Sempre nel 1978 la Anselmi, che da Deputata aveva votato contro il progetto di legge sull'interruzione volontaria di gravidanza, da Ministro della Sanità del governo Andreotti IV ne firma il testo, mostrando a tutti cosa significhi il termine "laicità dello Stato". E nello stesso anno ancora sua è la firma sulla legge in merito agli accertamenti e trattamenti sanitari volontari e obbligatori, meglio conosciuta come Legge Basaglia. Infine, sempre nel 1978, la Anselmi affronta la riforma della Sanità. È una legge divenuta indifferibile non solo di fronte alla crisi finanziaria delle mutue, le vecchie assicurazioni sanitarie di categoria (che lo stato scioglie, accollandosene i debiti) ma anche alla sfida dell'effettiva attuazione dell'articolo 32 della Costituzione. Anzi, è una riforma voluta perché, tramite i suoi principi cardine (la globalità delle prestazioni, l'universalità dei destinatari e l'uguaglianza del trattamento) il sistema ne garantisca il più importante: la tutela della dignità e della libertà della persona». Guasco, A. *Tina Anselmi e la conquista della sanità.* «Avvenire», 28 marzo 2020.

stico, strutturato in base ai bisogni di salute e alla compartecipazione al pagamento sulla base del reddito pro capite.

Il nuovo Servizio Sanitario Nazionale si articolava su tre livelli, dei quali il primo competeva allo Stato, cui spettava la definizione di indirizzo e di coordinamento, garantendo il rispetto dei principi di uguaglianza e di diritto alla salute. Alle Regioni spettavano invece l'autonomia gestionale, la programmazione e l'organizzazione della Sanità a livello regionale. Il terzo livello infine, quello locale, vedeva come protagonisti i Comuni che avrebbero dovuto controllare e gestire le Unità Sanitarie Locali (USL), alle quali era devoluta l'organizzazione di base dei servizi sanitari, riferita a un'utenza compresa tra le cinquantamila e le duecentomila persone[5].

I cittadini non percepirono nell'immediato l'importanza di questa rivoluzione, anche perché la legge, per essere pienamente attuata, aveva la necessità di un supporto legislativo da parte delle Regioni[6].

---

[5] Legge 23 dicembre 1978, n. 833. www.gazzettaufficiale.it/eli/id/1978/12/28/078U0833/sg

[6] Per esempio, in Piemonte l'organizzazione delle USL si raggiunse con la legge regionale del 22 maggio 1980, n. 60. All'articolo 1 di detta legge si evince qual è il suo scopo: «*la presente legge disciplina l'organizzazione e il funzionamento della Unità Sanitaria Locale (U.S.L.) per l'esercizio delle funzioni e la gestione dei servizi in materia di sanità e di assistenza attribuiti, a norma del D.P.R. 24-7-1977, n. 616 e della legge 23-12-1978, n. 833, ai Comuni singoli o associati secondo le statuizioni della legge regionale 21-1-1980, n. 3*». L'organizzazione dell'ente era stabilita dall'Art. 2: «*Le articolazioni organizzative della U.S.L. sono: a) i servizi; b) le sezioni. Il servizio è l'unità fondamentale della struttura organizzativa della U.S.L. e, ai fini della presente legge, essa deve intendersi come esercizio organizzativo di una o più funzioni specifiche. La sezione si configura come attività di coordinamento degli interventi fra loro aggregabili espletati a livello periferico dai servizi. La Giunta Regionale, in relazione ai progetti obiettivo del piano socio-sanitario regionale triennale, individua le sezioni ai fini della successiva istituzione nel-*

L'approvazione della citata Legge 833, comportante il passaggio di competenze amministrative riconosciute dalla Costituzione alle Regioni, comprendeva ovviamente anche quelle sanitarie.

Un *fil rouge* presente fin dall'inizio degli anni Settanta quando, finalmente costituite le Amministrazioni Regionali, si realizzò gradualmente nei loro confronti il trasferimento di competenze da parte dello Stato, non accompagnato tuttavia anche da un congruo, quanto indispensabile, passaggio delle relative risorse economiche.

Sempre riferendosi alla Legge 833 del 1978, va detto che uno dei suoi limiti, ancora oggi non superato, consisteva nell'esistenza di un'area grigia dove le differenze tra le competenze regionali e quelle comunali erano poco chiare.[7]

In pratica la normativa svuotava in parte le affermazioni di principio in favore degli enti comunali, in quanto, garantendo alle USL una gestione autonoma, i Comuni non potevano esercitare alcun potere giuridico, ma solo l'influenza politica grazie all'assemblea generale dei sindaci e al comitato di gestione[8].

le singole Unità Sanitarie Locali. L'organizzazione, il coordinamento e il funzionamento di tutti i servizi e la direzione del personale è assicurata dall'ufficio di direzione, in relazione al disposto dell'art. 26 della legge regionale 21-1-1980, n. 3 e secondo quanto statuito dall'art. 8 del D.P.R. 20-12-1979, n. 761. L'U.S.L. organizza l'erogazione delle prestazioni per aree distrettuali e zonali. L'organizzazione funzionale delle UU.SS.LL. deve essere conforme ai criteri stabiliti dall'art. 23 della legge regionale 21 gennaio 1980, n. 3».

[7] Gli Ambiti Territoriali, per esempio, sono stabiliti dalla Regione, mentre il Comune esprime solo un parere consultivo; la programmazione e l'organizzazione dell'USL è determinata dalla Regione e gestita da organi dell'USL che non sono inglobati nel sistema comunale.

[8] Relazione sullo stato sanitario del Paese. www.salute.gov.it/imgs/C_17_pubblicazioni_1209_ulterioriallegati_ulterioreallegato_1_alleg.pdf, p. 203.

Rimane il fatto che l'Ufficio di Presidenza e il Comitato di gestione, in quanto espressione della volontà dei partiti politici, esercitavano attivamente i loro poteri, mentre l'assemblea dei sindaci rivestiva un ruolo meramente consultivo.

Inoltre la legislazione regionale di attuazione della riforma era in alcune realtà tardiva e spesso ripetitiva.

Solo alcune Regioni riuscirono, invece, a introdurre elementi innovativi e dinamici, garantendo l'integrazione fra Sanità e aspetti socioassistenziali, in carico, questi ultimi, ai Comuni, favorendo in tal modo la delega alle USL stesse per una gestione integrata[9].

Alle origini del baratro

Negli anni Novanta del secolo scorso, l'Italia dovette fare i conti con un debito pubblico impazzito che aumentava a ogni nuova legge di bilancio e, cosa che non stupisce, tra i primi a farne le spese fu il budget riconosciuto alla Sanità pubblica. In breve furono infatti emanate due leggi che segnarono l'inizio del declino del SSN.

Nel dicembre del 1992, infatti, il Governo guidato da Giuliano Amato approvava la prima legge di riordino del Servizio Sanitario Nazionale, ossia il Decreto Legislativo 502/92 (seguito dalla Legge 517/1993).

In conseguenza della sua applicazione, venne radicalmente modificato il meccanismo di finanziamento: i fondi alle Regioni vennero erogati in relazione al numero degli abitanti (quota

[9] *Ivi*, p. 204; è il caso di Piemonte, Lombardia, Veneto, Friuli-Venezia Giulia, Emilia-Romagna, Umbria e Toscana.

capitaria) e non più sulla base della spesa storica e il cosiddetto pagamento a "piè di lista".

La responsabilità del pareggio di bilancio fu attribuita alle Regioni, privando così i Comuni di ogni competenza e responsabilità in campo sanitario.

Il secondo punto della legge fu invece un omaggio alla ventata neo-liberista che in quegli anni stava attraversando il mondo e che trasformò, non senza destare qualche preoccupazione, le Unità Sanitarie Locali in Aziende Sanitarie Locali[10].

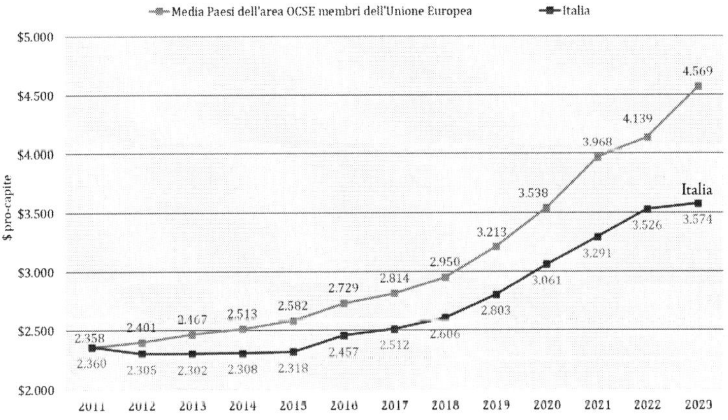

Figura 1 – Trend spesa sanitaria pro capite 2008-2023: media paesi europei area OCSE versus Italia (7° rapporto Gimbe sul SSN. 2024)

[10] «Negli ultimi due decenni, la spinta verso riforme dei sistemi sanitari basate sul mercato si è diffusa in tutto il mondo, da nord verso sud, dall'occidente all'oriente. Il "modello globale" di sistema sanitario è stato sostenuto dalla Banca Mondiale per promuovere la privatizzazione dei servizi. [...] Questi tentativi di minare alla base i servizi pubblici, da una parte rappresentano una chiara minaccia all'equità nei Paesi con solidi sistemi di welfare in Europa e Canada, dall'altra costituiscono un pericolo imminente per i fragili sistemi dei Paesi con medio e basso reddito». Whitehead M., Dahl-

Nella sostanza la Sanità fu economicamente soggetta a tagli di risorse finanziarie e umane che, da quel momento in poi, furono sempre più ingenti; decurtazioni che solo negli ultimi dieci anni ammontano a circa 37 miliardi di euro[11].

Basti pensare che la spesa sanitaria italiana pro capite colloca il nostro Paese molto al di sotto dei valori medi europei e addirittura all'ultimo posto fra i membri del G7.

Tagli, tuttavia, che se analizzati alla luce del numero dei posti letto disponibili ogni 100.000 abitanti, calati rispetto ai 922 del 1980, ai 275 del 2013, ossia con una diminuzione pari

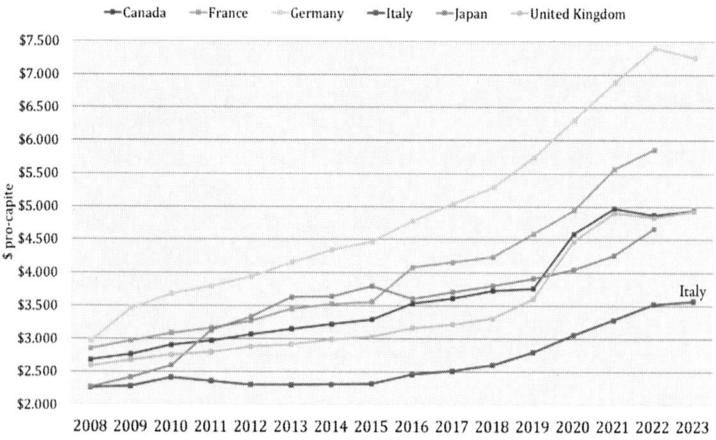

Figura 2 – Trend spesa sanitaria pro capite 2008-2023: Italia e paesi G7 (7° Rapporto Gimbe sul SSN. 2024)

gren G. ed Evans T. Equity and Health Sector Reforms: Can Low-Income Countries Escape the Medical Poverty Trap. *The Lancet* (2001, n. 358), pp. 833-836.

[11] Cartabellotta, N. *"In 10 anni sottratti alla sanità pubblica 37 miliardi". La Fondazione Gimbe al Governo: "Servono fatti non solo parole"*. «Quotidiano Sanità», 16 settembre 2019.

a circa il 75%, si evince come in realtà fossero iniziati già nei decenni precedenti[12].

Numeri, questi, cui vanno aggiunti infine quelli relativi alle 17.045 carenze previste entro il 2025 per quanto riguarda i medici specialisti[13].

---

[12] Gioria, G. M. e Barillà, A. *La fine del glorioso Servizio sanitario Nazionale.* «Quotidiano Sanità», 10 gennaio 2024.

[13] AA.VV. *Carenze medici.* «Quotidiano Sanità», 10 settembre 2019.

CAPITOLO UNO.

Dall'aula alla corsia. Breve storia di due vocazioni

1.1 Il perché di una scelta

«Essere un medico è stata la mia più grande realizzazione» esordisce Riccardo Lera, in quella che per mesi sarà una lotta all'ultimo sangue, combattuta insieme al collega Maurizio Cremonte, contro il curatore. I due amici (da cui sarebbe opportuno mi guardasse Dio) hanno ribattezzato così chi scrive, che, più freddo di un chirurgo, ha curato questo libro tagliando almeno i due terzi del contenuto iniziale. Per ritornare subito serio, però, riprendendo i dettami solidaristici di chi è cresciuto in una tipica famiglia cattolica italiana negli anni Cinquanta e Sessanta: «Aiutare il prossimo è sempre stato il sentimento più forte. Una scelta che partiva da lontano: dalla incredibile fiducia nella scienza trasmessami da mio padre, oltre che dalla forza emanata dal protagonista di un libro scritto da mia madre, un giovane medico presente sui luoghi dell'eccidio di Marzabotto»[1].

[1] Lera Bugané, T. (1979). *Sole nero a Casaglia. Marzabotto 1944.* Milano:

Il "perché" della scelta di Cremonte, a dire il vero, è più pragmatico: «Nonostante la mia passione liceale per la fisica ero consapevole della bassa remuneratività che questa scelta avrebbe comportato in futuro».

Quella di Lera e Cremonte, infatti, rappresenta la generazione studentesca degli anni Settanta: *barricadera*, caratterizzata dalla lotta di classe che faceva da sfondo al sovvertimento di un mondo, che fino a quel momento era sembrato inamovibile.

Per la prima volta, infatti, i figli degli operai - dopo già aver frequentato i licei e non più i soli istituti tecnici o professionali - accedevano all'università con i coetanei provenienti dai ceti più abbienti, e con il livello di istruzione più alto.

«Ero figlio di un operaio monoreddito» prosegue Maurizio «di quelle che una volta si chiamavano Ferrovie dello Stato. L'investimento universitario che i miei genitori avrebbero dovuto sostenere, per consegnare alla famiglia Cremonte-Bisio il primo (e unico) laureato della storia, sarebbe stato decisamente alto. Una laurea in Medicina, per quanto impegnativa, li avrebbe ripagati. Fu così che mi iscrissi a Genova».

Lera, non a caso pediatra, nelle motivazioni che lo fecero diventare un medico, si è giocato altre carte personali quanto dolorose: «Una scelta dovuta alla mia salute sempre un po' in bilico, aggravata da professionisti che sarebbe stato meglio evitare».

Eppure non si lamenta Lera, che pur non facendo parte di quanti reputano che la sofferenza avvicini a Dio, trova comunque un risvolto cristianamente positivo nelle pieghe dei guai che lo hanno colpito: «Essere dalla parte del malato, di chi

---

Istituto Propaganda Libraria. Successivamente ripubblicato: 2004, Cuneo: Araba Fenice.

incontra la sofferenza e il dolore, di chi si sta confrontando in quella zona grigia fra la vita e la morte, è stato un dono che la vita mi ha offerto nonostante le mie debolezze».

Ad ascoltarlo sembra quasi che la poliomielite da cui (prima dell'obbligo vaccinale) fu colpito quando aveva solo 15 mesi e che gli ha lasciato una disabilità a una gamba, aggravata da un'operazione non riuscita, sia stato un colpo di fortuna.

«Lo ammetto, non avrei potuto desiderare di meglio che diventare un medico,» conclude Riccardo «è stata la scelta più giusta, più conforme al mio sentirmi uomo».

1.2 Quasi medici

Come tutti i viaggi, anche quello di Maurizio Cremonte e Riccardo Lera (ferme restando le motivazioni predette) iniziò con un passo. Lo stesso.

Un passo impegnativo, in ogni caso iscriversi alla facoltà di Medicina e Chirurgia. Una determinazione comune a molti giovani di quegli anni, si è detto, che in loro due non sembrava ancora del tutto sopita: «In quel periodo non c'era il numero chiuso,» incalza Maurizio «gli iscritti a Medicina erano migliaia. Genova non faceva differenza: ricordo di essermi immatricolato più o meno insieme ad altri millequattrocento aspiranti colleghi».

Lo conferma anche Lera, ma con un pathos che si discosta dalla barricata: «Da un liceo salotto, mi sono ritrovato d'improvviso iscritto a un'università oceanica, dove il rapporto con i docenti era di fatto inesistente. Ricordo che feci fatica a capire quanto e cosa avrei dovuto fare, per riuscire a sopravvivere sei anni».

C'è pertanto da chiedersi fino a che punto questa complementarità di caratteri pressoché opposti potesse costituire una forza reale, invece di un'energia indecifrabile scaturita dalla fusione di due debolezze. In due giovani, peraltro, che almeno fino a quel momento sembravano aver concentrato ogni più personale attenzione su di un solo argomento: la palla a spicchi che si tira a canestro. «Riccardo assai più di me» precisa Cremonte «anche se non posso negare l'essere stati entrambi pessimi giocatori prima e modesti (soprattutto io) allenatori poi, per riuscire così a incrementare la paghetta mensile».

Un'ossessione, prima ancora che una passione, quella di Lera per il basket, al punto da fargli accettare con riserva quella proposta da parte di Cremonte, che si sarebbe poi dimostrata la sola in grado di cambiargli letteralmente la vita.

«Era il 1978,» prosegue ancora Maurizio Cremonte «mio padre aveva riadattato un paio di stanze inutilizzate, rendendomele disponibili per studiare in tranquillità. Proposi a Riccardo di condividere quella sorta di "studiolo" per preparare insieme gli esami. Lui prese tempo: mi disse che prima doveva conseguire il brevetto di allenatore federale».

Un motivo civetta, a dire il vero: «Tornai da Roma con la qualifica tanto agognata» confessa infatti il dottor Lera «ma, ancor più, con in testa una perplessità e una certezza. La prima sulla carriera da *coach*, che io stesso intravedevo come obiettivamente improbabile. La certezza riguardava invece i futuri rapporti con il mio amico perché, essendomi iscritto a Medicina l'anno prima di lui, non avevo ancora combinato un granché. Con Cremonte, invece, in quello studiolo avrei dovuto studiare. E studiare sul serio».

Un'immagine tenera che contrasta non poco (ma allo stesso tempo convince) con la stazza dei due, che oggi definiremmo "importante". Una scena iconica raccontata da Lera con le lacrime agli occhi, attraverso toni che, per quanto sinceri, riportano a quelli di fine anni Cinquanta riservati dalla Grande Madre Sovietica ai primi cosmonauti di stanza a Bajkonur.

«Il 2 agosto 1978 entrammo per la prima volta» spiega solenne il pediatra, come se appunto si riferisse allo Sputnik «in quelle stanzette (lo studiolo NdR), dalle quali fuoriuscimmo soltanto nel 1982, per laurearci in Medicina e Chirurgia. Poi, definitivamente, nel 1986, ormai specializzati».

La storia vera quanto embrionale, quindi, di un'amicizia sincera dipanata ai fini di spiegare il disastro di una Sanità pubblica, così come d'ora in avanti sarà raccontato.

Verosimile, almeno, quanto lo possono sembrare le storie di meraviglie create – non importa se all'interno di un garage, oppure di uno studiolo - da due giovani speranzosi, oppure illusi, a seconda dei punti di vista.

Figli di padri orgogliosi, eppure mai spavaldi, che a domanda di amici sull'andamento dei loro studi è probabile che al massimo potessero rispondere: «è quasi medico». Imbarazzati, forse, ma certi di avere per figli due ragazzi come tanti, ma non come tutti.

Capaci di partire da zero senza mai piegare la testa, furono a migliaia gli studenti diventati medici nella prima metà degli anni Ottanta, che operarono all'interno del Servizio Sanitario Nazionale, secondo le dinamiche descritte in questo breve volume.

Tra loro furono moltissimi, infatti, quelli che una volta diventati medici vissero per anni esperienze di ordinaria trincea; chiamati quotidianamente a colmare quei vuoti normativi che spesso la Legge non sa, o non vuole prevedere.

Molti, ma non tutti, quando è servito lo hanno fatto a mani nude, chiamati a compiere nello spazio di un minuto – o di un pensiero empatico – scelte che i "non medici" stentano persino a immaginare. E a migliaia, infine, - per le ragioni che, come direbbe il pediatra Riccardo Lera, questo volume intende denunciare "a colpi di tastiera" - a un certo punto insieme a lui e al neuropsichiatra Maurizio Cremonte hanno detto «basta».

Rinnegando così un sistema basato ormai sempre più sul profitto privato, compensato dal pubblico risparmio.

Un esodo del quale la classe politica che ha governato l'Italia negli ultimi trent'anni ha preso atto con irresponsabile indifferenza, piuttosto che con doverosa preoccupazione.

È questa, in definitiva, la trama della storia di un finale di carriera collettivo che non si sarebbe voluto narrare, ma che invece si è compiuto davvero.

1.3 Corsia universitaria

Procedendo per gradi, è in ogni caso necessario analizzare in filigrana come sia stato possibile un miracolo per così dire interclassista che, in quel finale di anni terribili dal punto di vista sociopolitico, se non altro consentì a molti giovani figli del ceto medio, e addirittura del proletariato, l'accesso a una professione fino a quel tempo di fatto proibita per chi non provenisse dalle classi sociali più abbienti e da quelle mediche in particolare.

Determinante in tal senso anche il metodo di accesso alle cliniche universitarie in qualità di interni prima e di futuri specializzandi poi.

«Avevo iniziato l'università pensando di addentrarmi nelle tematiche della Medicina del Lavoro» racconta Riccardo Lera «ma per poter sostenere l'esame di Clinica Pediatrica, l'università aveva deciso che fossero necessarie alcune ore trascorse in corsia al Gaslini. Per la verità ci rimasi sette anni: tre da studente e quattro da specializzando».

Di quel periodo, invece, Maurizio Cremonte ricorda lo stato quanto meno apparente di galleggiamento, alla base della vita in facoltà.

«Per noi studenti tutto era lasciato al "fai da te". Con le informazioni che venivano dai colleghi più anziani, incrociate con quelle degli studenti del nostro stesso corso, procedevamo verso la laurea con talmente tanti abbandoni, che le aule un tempo straripanti cominciavano a svuotarsi».

A differenza della selezione attuale, che avviene all'inizio attraverso il superamento di un test a quiz valutante gli aspetti di cultura generale, scientifica e logica, allora la selezione avveniva in itinere e solo, al netto dei figli di papà, i più tenaci, dotati e interessati al mestiere raggiungevano il traguardo della laurea.

Un periodo incerto dove spesso la politica della lotta armata, tanto più in una città su questo fronte già estremamente provata come Genova, aveva creato più di un legittimo timore. Riccardo Lera ricorda: «Al Gaslini c'ero già stato 22 anni prima, ma non potevo ricordarmelo perché al tempo avevo solo quindici mesi. Nell'aula universitaria della Clinica Pediatrica dove aveva insegnato il professor Giovanni De Toni, il pediatra che allora diagnosticò la causa della mia paralisi flaccida, incontrai Rolando Bulgarelli che mi guardò severo da dietro gli occhiali. Volevo solo un'informazione, ma in quei momenti bui, per la Superba e per le sue case affacciate sul mare picchiettate dalla salsedine, si respiravano solo autobus e solitudine, le strade erano già deserte alle cinque di pomeriggio e la paura mordeva, padrona assoluta, muri, strade e carruggi. "Tu con quella barba!" mi apostrofò grave il docente "e che fai il sindacalista degli studenti, mica mi sparerai alle gambe?».

In determinati ambiti medici era però possibile rinvenire un approccio fortemente etico che, per quanto impeccabile, tendeva talvolta a contorcersi in una sorta di isolamento mistico. «Il professor Agostino Berio, mio tutor» ricorda ancora il pediatra «aveva un'etica di valore assoluto nei confronti del bambino ammalato». Poi trasforma l'attimo di debolezza nella consueta ironia: «Berio viveva nella stanza del medico di guardia, tutta tappezzata di immaginette sacre, emanando costantemente un rigore totale, quasi monastico. In quel reparto espletai di fatto anche il servizio militare da cui ero stato esentato per motivi di salute: il camice completamente abbottonato, col colletto sempre abbassato, il fonendoscopio mai appoggiato sul collo, bensì riposto nella tasca. E ancora: il tono della voce sempre basso, il rapporto con le infermiere ridotto al minimo necessario e improntato, questo per fortuna sì, al massimo rispetto».

Un apprendistato lungo, pertanto, ma probabilmente utile per comprendere a pieno la valenza dell'anamnesi, dell'esame obiettivo e di quanto vasta fosse la diagnosi differenziale nelle diverse tappe dell'età evolutiva.

«È vero» conclude Lera «devo ammettere che l'internato mi facilitò anche nella preparazione e nel superamento degli altri esami. Ma poi che dire: lavorare con e per i bambini era bellissimo».

Anni difficili, per quanto resi magici essendo quelli della gioventù. La gioventù della nuova Sanità, li potremmo definire adesso.

«Gli studenti in corsia erano gli ultimi degli ultimi» riprende, con una punta di amarezza, Cremonte «dopo i pazienti. Obbedire senza discutere, anzi, ringraziando, era la regola. Bisognava apprendere con la sola osservazione di ciò che avveniva. Oltre che dal primario, ovviamente, era fondamentale farsi benvolere dai medici strutturati, dalla suora di reparto e persino dagli studenti più anziani. Ricordo, per esempio, che a proposito del potere detenuto in quel periodo dalle suore di reparto, anche il solo ottenere un ago monouso in più (la dotazione prevista era di uno a settimana), in alternativa a quelli in ferro sterilizzati e spesso spuntati dal lungo utilizzo, comportava sforzi oltre ogni immaginazione».

L'approccio con il malato, quindi, era lasciato all'inventiva del singolo studente che poteva percorrere l'intero corso di laurea in Medicina e Chirurgia senza praticamente aver mai visitato un malato (!), se non durante il semestre di tirocinio previsto per ottenere l'abilitazione.

«Considerato il mio interesse per il contatto diretto con il paziente, contrapposto al nepotismo quasi sempre indispensabile per accedere alle corsie più ambite» spiega il neuropsichiatra «al terzo anno di corso riuscii a entrare come interno in Semeiotica medica: disciplina importante, ma assai meno appetita delle altre. Una scelta che invece mi ha cambiato la vita sia come persona, sia come medico. L'umanità e l'approccio con il malato che ho trovato nei medici di quella struttura mi hanno profondamente segnato, tornandomi utilissimi negli anni successivi. Certo» adesso ride Cremonte «l'approccio con la corsia (assai diversa dalle attuali) oggi lo potrei definire alquanto traumatico. Molto diversa, in ogni caso, da come uno studente senza esperienza poteva aspettarsi. Comunque, ero stato davvero fortunato, in quanto all'interno di quelle corsie avevo trovato persone disposte a insegnarmi sul serio, oltre ad aver appreso metodi che mi sarebbero tornati utili nel corso della mia intera carriera».

I malati vivevano in cameroni da dieci (quando non venti) letti, con soffitti ottocenteschi altissimi e grandi finestre. Un'epoca obiettivamente buia, in cui la parola privacy non esisteva. Assicurata, si fa per dire, dai cosiddetti "paravento" che quasi sempre stavano a rappresentare l'imminente decesso della persona malata. Le pochissime camere singole, o doppie, che pure esistevano in tutti gli ospedali, erano riservate a pazienti affetti da patologie gravissime: le avevamo ribattezzate le camere della morte. Spesso però, invece che essere destinate ai malati terminali, ospitavano personaggi per così dire importanti. Avevo trovato una disponibilità all'insegnamento non comune da parte dei medici di reparto, che nel rapporto con il malato non erano asettici ma empatici e loquaci. Il cosiddetto giro visita iniziava intorno alle 8 del mattino e finiva dopo tre o quattro ore. Allora sembrava poco giustificabile (e lo sarebbe maggiormente con le tempistiche attuali) passare alcune decine di minuti a chiacchierare con ciascun malato, ad ascoltare e accogliere le paure, i problemi, le sofferenze. Col senno di poi ho appreso a mie spese che questa parte è indispensabile nella cura delle persone e aiuta la guarigione almeno quanto tutte le medicine e le tecnologie che conosciamo attualmente. In quella corsia ho imparato ad ascoltare e a pazientare per apprendere il rapporto medico-paziente come dovrebbe essere. E questo mi ha segnato nella mia successiva esperienza di medico. Sono rimasto circa due anni in quella vita di corsia, imparando ad acquisire una manualità sufficiente nella pratica medica, a utilizzare il cervello nel ragionamento clinico (allora c'erano pochi protocolli scritti e molta parte delle esperienze veniva trasmessa oralmente e "fisicamente" dai vecchi clinici). Ho imparato a interagire con i colleghi e ad ascoltare le loro discussioni, quelle che oggi, pomposamente, vengono definite come "riunioni di equipe".

Maurizio Cremonte

Pazienti, pertanto, proprio perché spesso trattati in maniera paternalistica: i ricoverati dovevano e potevano spesso solo ascoltare. Nel senso poco gratificante di subire e tacere. Chiunque sia nato entro la fine degli anni Cinquanta, infatti, se ricoverato in ospedale da giovane ricorda probabilmente con rabbia e amarezza come nessuna spiegazione gli fosse (quasi mai) dovuta sul tipo di cure che gli venivano praticate. Sofferenza e dolore legati alla malattia e alle procedure erano poco o nulla considerate.

«Sì, il dolore,» conferma serio Maurizio Cremonte, che da neuropsichiatra infantile con esso ha convissuto praticamente per un'intera carriera «quello psicologico ma soprattutto quello fisico. Entrambi facevano parte di una cultura cattolica che, imperante nell'ambiente ospedaliero di quel periodo storico particolare, considerava la malattia e la conseguente sofferenza come una forma di espiazione».

Espiazione di cosa? Non aveva importanza, qualche colpa da espiare c'era sempre. E quando il malato era un bambino? Espiava, probabilmente, per le colpe di altri: magari il padre o la madre, che a loro volta espiavano straziati, assistendo al dolore dei figli assimilati a strumento incolpevole del loro impotente soffrire.

Venendo invece all'oggi, va detto che il vecchio paziente nella attuale cultura politico-amministrativa ha perso del tutto la connotazione di malato diventando semplicemente un utente-cliente; come a dire che, al di fuori dei legittimi aspetti di *screening* e profilassi delle malattie, potrebbe essere un soggetto perfettamente sano, ma desideroso di avere una conferma del suo perfetto stato di salute: come una spesa al supermercato dove aumentano i costi, ma non i benefici.

DIARIO MEDICO. LA NASCITA E LA MORTE

Durante la frequenza in corsia propedeutica all'allora esame di abilitazione, in una sala parto assistemmo per la prima volta alla nascita di un bambino. Al temine del periodo di espulsione, estratto il neonato, l'allora primario, cosa al tempo non comune, pose il piccolo sulla pancia della madre e di fronte al suo stupore la invitò a toccarlo dicendole dolcemente «lo tocchi, è suo». A entrambi, in quel momento presi da commozione, è rimasta forte l'immagine di quanto sia coinvolgente il sorgere di una nuova vita.

Riccardo Lera

Nella seconda metà degli anni Settanta ero studente in corsia di Semeiotica medica, dov'era ricoverato un paziente affetto da una febbre persistente. Trent'anni circa, gioviale, noi studenti avevano subito stabilito con lui un buon rapporto, peraltro in linea con la prassi vigente in reparto (e affatto frequente in quegli anni) di dedicare parecchio tempo al malato, raccogliendone timori e richieste, o anche solo allo scopo di alleviarne le sofferenze fisiche e psicologiche con il semplice ascolto. L'uomo non sembrava tuttavia rispondere alle terapie antibiotiche e, poiché si trattava di un paziente con una cardiopatia congenita (tra le prime operate in Italia negli anni Cinquanta) ed era stato sottoposto solo qualche tempo prima a una estrazione dentale, si era fatta strada l'ipotesi che avesse un'endocardite batterica.
Era la seconda metà degli anni Settanta e l'ecografia cardiaca muoveva i primi passi in ambito clinico; la TAC, appena nata, non era

ancora stata adattata allo studio delle cavità cardiache e la Risonanza Magnetica era al di là da venire in ambito clinico. Purtroppo, un improvviso peggioramento con la conseguente ripresa del quadro febbrile rese la situazione critica. Fummo subito chiamati in corsia: il nostro "amico" era in arresto cardiaco e un medico era già intento al massaggio in attesa dell'arrivo del rianimatore. Tutti iniziammo ad alternarci a turno con lui. Era la prima volta che mi accingevo a un massaggio cardiaco su una persona e sento ancora tangibile la tensione che si respirava in quei minuti. Non si riprese. Nonostante i tentativi esperiti dal rianimatore finalmente arrivato sul posto, quel giovane ci morì tra le braccia. Plumbei come l'atmosfera che era calata su di noi, tutti avevano gli occhi pieni di lacrime. Compresi i medici, che pensavo ingenuamente fossero ormai abituati a quelle esperienze. Fu lì che iniziai a comprendere il lato umano della Medicina, fatta appunto di esseri umani che per svolgere al meglio la loro professione devono imparare a gestire i propri sentimenti, anche quando messi duramente alla prova. Un umano sentire dal quale, però, è obbligatorio sapersi difendere. Sentimenti ed empatia ovviamente ancora presenti nella Medicina odierna, composta da donne e uomini che però, nel nichilismo imperante nella società in cui viviamo, trovano un nemico in più dal quale doversi proteggere.

Maurizio Cremonte

1.4 Specializzandi

Negli anni Ottanta l'accesso alle scuole di specializzazione era regolamentato diversamente rispetto a ora. Al medico neolaureato, infatti, fino al 2014 (anno dell'entrata in vigore dell'attuale selezione nazionale), era consentito di sostenere l'esame di ammissione a numero chiuso presso l'ateneo dove egli stesso decideva di indirizzarsi[2]. Non che la cosa fosse più agevole rispetto a oggi: infatti, considerati anche i numeri relativamente esigui rispetto alle richieste, per gli aspiranti specialisti occorreva innanzitutto farsi accettare a titolo gratuito come interni, quindi dimostrare le proprie capacità ai medici strutturati e al direttore, nella speranza di accedere alla specialità quand'anche l'anno successivo al conseguimento della laurea in Medicina e Chirurgia.

In caso contrario si poteva sempre ripiegare su specialità ritenute meno gratificanti (sostenendo gli esami anche in sedi diverse), oppure sulla Medicina dei servizi, o ancora diventare medico di famiglia[3].

Attualmente l'esame è invece unico su base nazionale e si svolge mediante test online il cui esito è immediato e sulla base del quale, se superato, viene attribuito un punteggio che consente al candidato di scegliere specialità e sedi.

Un metodo apparentemente ipercorretto ma in ogni caso discutibile, poiché oltre a vanificare le aspettative di molti candidati, può comportare anche un ostacolo economico notevole se la sede di destinazione è particolarmente onerosa, o lontana dalla propria residenza.

All'inizio degli anni Ottanta la scuola di specializzazione in Pediatria a Genova era una sola, mentre all'interno dell'Istituto Gaslini era presente la scuola di specializzazione in Puericultura, che a metà decennio fu a sua volta trasformata nella seconda scuola di specializzazione in Pediatria.

«Fu proprio grazie a questo artifizio burocratico» interviene il dottor Lera «che nel 1986 l'Università genovese poté

[2] D.M. 8 agosto 2014, n. 612.

[3] La formazione obbligatoria in Medico di Medicina Generale (MMG) è nata successivamente con il d. lgs. 17 agosto 1999 n. 368.

garantire quarantotto nuovi specialisti, dei quali trentasei formati dalla prima scuola e dodici dalla seconda».

Un ottimo numero destinato però a esaurirsi non più tardi di due decenni fa, quando i nuovi pediatri si ridussero a otto per anno. «È solo un esempio» precisa Riccardo Lera «ma i dati, nelle diverse scuole italiane, sono similmente ridotti anche per le altre specialità. Un motivo in più per rammaricarsi della consueta scarsa lungimiranza della classe politica su questi temi. Nel 2000, infatti, non credo ci sarebbe voluto molto per riuscire a calcolare che, sulla base di quei numeri, nel 2024 avremmo avuto quella carenza di medici specialisti, oggi sotto gli occhi di tutti. Chi aveva il dovere di accorgersene, evidentemente, non l'ha fatto».

La vita all'interno dell'Ateneo genovese (come del resto ancora oggi in tutti gli altri), all'argomento "carriera universitaria", era scossa dalle lotte che i cattedratici si dichiaravano più o meno esplicitamente, per emergere e finendo spesso per condizionare – o, meglio, abbagliare – gli studenti più dotati (e ambiziosi).

«L'università,» ci conferma infatti il pediatra Lera «per un giovane, è un'esperienza affascinante, ma per certi aspetti estremamente ingannevole. La possibilità di una carriera al suo interno è limitata. Un docente circondato dagli specializzandi vede in essi una forza lavoro alla quale delegare mansioni poco gradite, ma non può offrire molto in cambio al termine del periodo di specializzazione. Le borse di studio, o i dottorati, concesse alle menti che si presumono più preparate, sono una sorta di area parcheggio con basse prospettive di carriera. Senza dimenticare, infine, la necessità di doversi mantenere (meglio dire farsi mantenere), in molti casi, fin dopo i quarant'anni d'età».

La specializzazione comportava un'applicazione non indifferente. «A livello personale, a ventisei anni» rammenta con un po' di amarezza Riccardo Lera «il problema della dipendenza economica mi attanagliava. Come specializzando, nel 1982, stante una disposizione europea, avrei avuto diritto a una retribuzione economica. Una norma che In Italia, però, non conosceva nessuno e che, cosa che non stupisce, qui da noi fu applicata dieci anni più tardi»[4].

A differenza della obbligatorietà della frequenza, che venne nella maggior parte delle scuole di specializzazione applicata fin da subito[5].

1.5 La guardia medica

Tra i problemi concreti che andavano assolutamente risolti durante gli anni di specializzazione, il più pregnante consisteva nel non poter espletare alcuna attività lavorativa. La frequenza ai corsi, infatti, era diventata (non senza qualche ragione!) obbligatoria.

La via più breve per riuscire nell'intento di sopravvivere economicamente si dimostrò essere, per molti, oltre che di sostituire durante le ferie estive i medici di famiglia, quella di

[4] D. lgs. n. 257, dell'8 agosto 1991.

[5] «Per correttezza bisogna ricordare che fino agli anni Ottanta acquisire una specialità era, nella maggior parte dei casi, molto più agevole (anche per l'assenza della pletora medica scoppiata a fine anni Settanta): bisognava sì studiare e dare degli esami, ma la frequenza in università non era obbligatoria e molto spesso il più o meno giovane medico era già assunto in un qualche ruolo ospedaliero. Questo spiega come fino a quegli anni (e nei colleghi non più giovani) non fosse raro vedere medici che si fregiavano di tre o quattro specialità differenti!» (Maurizio Cremonte).

espletare un servizio relativamente innovativo denominato "di guardia medica". Un istituto assistenziale che fece la propria comparsa con l'introduzione del Servizio Sanitario Nazionale e la gratuità delle cure per tutti.

Stante l'introduzione del SSN, infatti, il carico di lavoro imposto ai medici di famiglia si ampliò notevolmente, facendo emergere già dai primi accordi fra lo Stato e questi ultimi, la necessità di assicurare loro il riposo notturno, prefestivo (allora dalle 14 del sabato, attualmente a partire dalle 20 del venerdì) e festivo. Un servizio per così dire sostitutivo, garantito da una nuova categoria professionale: i medici detti appunto di guardia medica[6].

I loro compiti consistevano fondamentalmente nell'effettuare prontamente gli interventi d'urgenza e di emergenza richiesti durante il turno. Tutte le chiamate degli utenti dovevano essere annotate e rimanere agli atti, con l'indicazione degli interventi effettuati, o in caso contrario con le motivazioni dell'eventuale mancato intervento.

«Il concetto di assistenza domiciliare,» chiarisce Riccardo Lera «come si può facilmente comprendere, era estremamente esteso. I medici di guardia di allora, spesso operanti su di un territorio assai grande e in parte a loro sconosciuto, difficilmente rifiutavano una richiesta. Non fosse altro perché il rischio era quello di incorrere nella revoca della convenzione, oltre che in un più grave procedimento penale per omissione di soccorso».

[6] D.P.R. 16 ottobre 1984, n. 885, Esecuzione dell'accordo collettivo nazionale per la disciplina dei rapporti con i medici addetti ai servizi di guardia medica (G.U. Serie Generale n. 355 del 28-12-1984 - Suppl. Ordinario n. 76): «Il servizio di guardia medica notturno e festivo, si effettua nei seguenti orari: dalle ore 14 del giorno prefestivo - intendendo con questo il sabato pomeriggio - alle ore 8 del giorno successivo al festivo nonché dalle ore 20 alle ore 8 in tutti i giorni feriali».

Svolgendosi nei giorni festivi e prefestivi, oppure nelle ore notturne durante gli altri giorni della settimana, la guardia medica era quindi l'unica attività remunerata che si potesse svolgere dopo il superamento dell'esame di Stato.

Inizialmente presi servizio sulle colline dell'Albese distanti più o meno 150 km dall'Istituto Gaslini. Pertanto trascorrevo le giornate in università a seguire la vita di reparto e le lezioni, per poi fuggire al lavoro di guardia medica nel tardo pomeriggio un paio di volte alla settimana. Lì, districandomi tra febbri, coliche renali, edemi polmonari e infarti, trascorrevo il turno dalle 20 alle 8 del mattino successivo, per poi rientrare a Genova il più rapidamente possibile. Più agevoli erano invece le guardie festive e prefestive, anche se per maggiore praticità ed economicità si tendeva ad accorpare più turni (24-36 ore consecutive) nello stesso fine settimana.

Maurizio Cremonte

Le guardie mediche e le sostituzioni dei medici di medicina generale sono state la mia prima scuola di vita professionale. Teoricamente ero preparato. E come me, tanti altri neolaureati. Di ogni singola patologia conoscevo bene l'eziopatogenesi, la sintomatologia, la diagnosi differenziale, le possibili indagini necessarie e persino l'iniziale approccio terapeutico. Il mio trenta e lode di clinica medica certificava un buon bagaglio di conoscenze in modo, a mio avviso, inoppugnabile. In pratica... non sapevo nulla!
Ripensandoci ora, posso tranquillamente asserire che lo Stato italiano aveva messo in mano a una generazione di ragazzini, accademicamente ben cresciuti sui libri di testo, una pistola ben oliata con il colpo in canna pronta all'uso. La realtà infatti

era diversa. Profondamente diversa da quelle pagine accademicamente ben scritte e stampate su elegante carta patinata. La prima notte di un turno di guardia medica la passai in casa di un paziente, un signore anziano, ubriaco al limite del coma etilico. Mi aveva chiamato la convivente, perché costui la minacciava. Effettivamente quello accusava l'altra di spillargli dei soldi, senza che la tizia gli preparasse qualcosa di buono da mangiare. Continuava a urlare, in dialetto, indicando schifato due fette di prosciutto cotto ancora mezze incartate. E poi facendo uno sforzo incredibile per riuscire a tenere gli occhi aperti su di me, sbraitava: «Ma a te chi ti ha chiamato?» E in un attimo mi ritrovai a confrontarmi con un bicchiere di vino spiaccicatosi all'improvviso contro il muro a non più di dieci centimetri dalla mia faccia. Per fortuna, si sa, in gioventù i riflessi sono buoni.

Riccardo Lera

Albori di un'epoca per certi versi pionieristici di tale servizio che definire "spartano" in quanto a logistica sarebbe oggi un eufemismo. Il medico, infatti, era per lo più in servizio da solo: rispondeva direttamente al telefono (fisso) e normalmente si recava sul luogo della chiamata con una vecchia utilitaria fornita dalla allora USL, oppure con la propria se quella di servizio non era disponibile. L'uso del lampeggiante, di cui l'auto era talora dotata, non era però sempre consentito in tutte le USL, poiché il servizio di Guardia Medica non era assimilato a quello di emergenza.

Il servizio di Guardia Medica allora si occupava sia delle urgenze, sia delle emergenze non essendo ancora stato istituito il servizio 118, mentre attualmente è denominata servizio di

continuità assistenziale e richiede una formazione specifica triennale coincidente con quella dei MMG.
A proposito di questo sevizio, ricordo che una notte, mentre cercavo di raggiungere un ammalato a tutta velocità su una 127 senza lampeggiante, fui fermato da un posto di blocco dei Carabinieri. Commisi l'errore di aprire di scatto la portiera per qualificarmi. Il militare mi si coricò quasi addosso puntandomi la pistola alla tempia. Con voce strozzata urlai «Sono la guardia medica!». E quello: «Min... dottore, stavo per spararle»

Riccardo Lera

Il 118 sarebbe stato istituito molti anni dopo, quindi le ambulanze non erano medicalizzate e non esistevano telefoni cellulari, né servizio satellitare. Tutto, in pratica, veniva lasciato alle capacità personali del medico di guardia o, più realisticamente, alla fortuna.

«Trovare l'abitazione dove prestare soccorso, spesso se spersa in montagna o in campagna» raccontano Lera e Cremonte «non era semplice. Soprattutto la notte o con la neve, frequentemente, un familiare del malato aspettava il medico munito di torcia, in un punto concordato sulla strada principale».

È questa la dimostrazione che in determinate realtà la guardia medica ha rappresentato per molti anni un riferimento talmente forte, da acquisire una seria importanza anche dal punto di vista sociologico.

Questo servizio, infatti, soprattutto nelle zone rurali e montane, richiedeva (e talora richiede), al pari di quanto garantito dal vecchio medico condotto, una risoluzione del problema rapida, efficace, ma soprattutto *in loco*.

Fui chiamato a casa di un anziano che presentava un grosso ascesso ascellare. Lo invitai subito a recarsi presso il pronto soccorso, dove avrebbero avuto gli strumenti adatti per curarlo, ma lui rifiutò senza possibilità di appello. Mi mostrò subito, infatti, un coltello da cucina molto ben affilato con cui, secondo lui, avrei potuto risolvere il problema direttamente a casa sua. Più incosciente che convinto, preoccupato com'ero delle conseguenze di un simile ascesso, considerata l'ostinazione del vecchio mi accinsi a procedere. Sterilizzai il coltello sulla fiamma della stufa, disinfettai la parte e incisi la cavità, la ripulii e mi feci assicurare dai familiari che l'uomo avrebbe assunto l'antibiotico prescritto. Fortunatamente le cose andarono bene: dopo alcuni giorni, infatti, la figlia venne a ringraziarmi (e forse anche a rincuorarmi), per l'intervento... perfettamente riuscito.

Maurizio Cremonte

In sostituzione di un medico di campagna, entrato per la prima volta nell'ambulatorio, il primo paziente mi chiese di estrargli un dente cariato. Immediatamente sentii un sudore freddo colarmi giù per la schiena. «Mi scusi, ma non sarebbe meglio che si rivolgesse a un dentista?» balbettai, provando a difendermi.
«No, non ho tempo... e poi siamo ad agosto, dove vuole che lo trovi?» rispose quello impassibile.
«Ma ci vuole l'anestesia...» protestai. «No. Niente anestesia. Sono allergico!»
Ero con le spalle al muro. Ruotai sconsolato lo sguardo sulla vetrinetta degli arnesi del mestiere. Là sopra, un po' impolverato, sonnecchiava placidamente un armamentario atto a ogni evenienza. C'era di tutto: pinze, aghi, cocker, disinfet-

tanti, persino un forcipe per neonati. Dovevo ammetterlo: questi vecchi medici erano evidentemente pronti a fronteggiare qualsiasi emergenza. Fra cui ovviamente quelle odontoiatriche, perché l'apposito strumentario non mancava. Trovai un bel "pinzone" ed estrassi quel suo dente malato. E mentre io rimiravo, fra lo stupito e il perplesso, le radici di quel molare, l'uomo si alzò, si pose davanti allo specchio del lavandino, si sciacquò i denti e osservò soddisfatto la gengiva richiudersi su sé stessa. Poi si girò verso di me e piazzato il dito indice su un altro dente, esclamò: «Ma lo sa che lei è bravo? Domani vengo per farmi togliere quest'altro!».

Riccardo Lera

1.6 La svolta

«Il prof. Maurizio Denegri, uno dei padri della Neuropsichiatria infantile italiana, Direttore della specialità che avevo intrapreso» racconta Maurizio Cremonte «aveva stabilito una collaborazione nell'ambito della neurologia pediatrica con l'Università Cattolica di Bruxelles. Mi propose di occuparmi del settore nervo e muscolo su cui avrei dovuto poi scrivere la tesi di specialità.

Bisognava inoltre creare i presupposti per la nascita di un laboratorio che processasse il materiale e lo preparasse per l'invio in Belgio, propedeutico a una completa autonomia del servizio».

In quel periodo va detto che Bruxelles era un crocevia di persone e di cervelli provenienti da mezzo mondo e, di conseguenza, gli incontri che ne potevano scaturire per un giovane medico risultavano assai stimolanti. Addirittura spiazzante, invece, il perfetto funzionamento dell'apparato nel suo complesso, se rapportato alla notoria disorganizzazione del sistema italiano.

Anche l'insegnamento veniva vissuto dai direttori-docenti come parte integrante della loro professione, a differenza di quanto accadeva in Italia dove tale prassi era assai spesso ritenuta un impegno da delegare ai propri assistenti.

> Appena giunto al servizio di neurologia, infatti, trovai (cosa impensabile in Italia) una scrivania tutta per me. Inoltre fui subito ammesso alle discussioni cliniche mattutine con il Direttore, nonché alle sessioni settimanali di neuropatologia. Notai che a tutti era permesso esprimere la propria opinione, che veniva poi discussa con il Direttore, il quale, abbastanza spesso, dopo la riunione ufficiale si tratteneva con uno dei medici frequentatori per discutere. Vere e proprie lezioni, insomma, assai diverse da quelle cui ero abituato in Italia.
>
> *Maurizio Cremonte*

Nel frattempo era giunto l'anno 1986 e, con esso, il conseguimento per il nostro neuropsichiatra della fatidica specialità.

Da quel momento Maurizio Cremonte diede vita prima a una iniziale carriera universitaria fatta di grandi sacrifici, uniti però a notevoli soddisfazioni: vincere il concorso di dottore di ricerca nella propria disciplina, per esempio, assegnato per la prima volta all'Ateneo genovese. Carriera che si interruppe, tuttavia, nel 1989, anno nel quale Cremonte vinse il concorso da assistente presso l'Ospedale infantile di Alessandria, dove era in fase di allestimento proprio quel reparto.

> Stavo finendo il secondo anno di dottorato e avevo ottenuto un sostanziale aumento delle ore di specialistica ambulatoriale oltre all'invito, molto stimolante, di iniziare a costituire un embrione di servizio territoriale di neuropsichiatria infantile nella USSL del Basso Piemonte, con la inevitabile conseguenza però che non avrei potuto continuare con l'università. A malincuore, perché sapevo che l'ambiente accademico mi sarebbe mancato, scelsi la professione iniziando l'attività di specialista ambulatoriale a tempo pieno; ma dopo meno di un anno, nell'89, fui chiamato dal nuovo primario del costituendo reparto di neuropsichiatria infantile del "C. Arrigo" di Alessandria. Vinsi il concorso e decisi di accettare pur essendo cosciente che il mio stipendio mensile, a parità di ore, si sarebbe dimezzato; ma il richiamo dell'ospedale era troppo forte.
>
> *Maurizio Cremonte*

Ma quello che fin da subito era apparso al giovane medico come un ulteriore, quanto indifferibile, aspetto da valorizzare all'interno sia di un piccolo ospedale periferico, sia di ogni struttura che si occupi di malattia e sofferenza, era il poco spazio dedicato alla dimensione umana del malato, come i luoghi per i giochi o il sostegno ai genitori in assistenza.

Il personale sanitario dell'epoca, infatti, spesso prigioniero nel bene e nel male del proprio ruolo di diagnosi e cura, frutto dell'impronta cattolico-paternalistica (quand'anche esercitata con grande sensibilità) un tempo prassi medico-ospedaliera consolidata, rifiutava tutto ciò che era esterno a essa adducendo motivazioni di profilassi, oltre che formali. Non era pertanto prevista la presenza in corsia di un istituto come quello del volontariato, che svolgesse funzioni di collegamento tra la cosiddetta società civile e quella che poteva a ragione definirsi come la fortezza-ospedale. Qualora presenti, altresì, le associazioni venivano più spesso relegate a ruoli marginali.

«Di tali problematiche» racconta, non senza un velo di commozione, il neuropsichiatra «si fece promotrice una giovane madre che, a fronte delle continue frequentazioni ospedaliere dovute alla figlia lattante gravemente malata, si chiedeva come mai nella nostra struttura mancassero figure di volontari che potessero fornire svago ai piccoli pazienti e assistenza ai genitori. Ero lo specialista curante della piccola e le assicurai il mio sostegno. La donna si dimostrò straordinaria e nel 1993 creò dal nulla l'AVOI (Associazione Volontari Ospedalieri per l'Infanzia), che ancora oggi lavora assiduamente».

Una realtà a sostegno di famiglie e ricoverati che, a partire dagli anni 2000, con il gruppo di cure palliative[7] assiste i minori degenti presso il proprio domicilio, il cui spirito fondante è racchiuso in una frase cui Cremonte tiene moltissimo: «Ci fu inviata» prosegue in un crescendo di commozione non più velata «da una madre la cui figlia, prima della morte, era stata assistita a lungo dai nostri volontari. "Chi ci ha aiutato non ci conosceva, non erano nostri parenti, ma sono stati più di una famiglia per noi, molto di più". È così che la storia è comin-

[7] «Il gruppo oncologico e di cure palliative si è formato all'interno dell'AVOI all'inizio degli anni 2000 per assistere a domicilio le famiglie di minori affetti da gravi patologie neurologiche, o in condizioni di fine vita. Formato da medici, infermieri, riabilitatori e semplici volontari, tutti a titolo gratuito, ha ottenuto la stima, l'amicizia e la fattiva collaborazione del gruppo di cure palliative dell'adulto dell'ASL di Alessandria e di molti illustri personaggi in ambito pediatrico, fra i quali la professoressa Franca Fossati Bellani, il dottor Momcilo Jancovich e il dottor Luca Manfredini, fungendo da stimolo per la nascita e la crescita di un'esperienza sui minori da parte della Sanità pubblica locale» (Maurizio Cremonte).

ciata, una storia umana e professionale importante. Speciale, direi, visto che dura ormai da trent'anni».

Una realtà che ha trovato nel tempo innumerevoli sostenitori e alleati e che ha contribuito a creare una cultura dell'umanizzazione delle cure molto prima che questo diventasse uno slogan spesso abusato e vuoto di sostanza.

Assai diversa, invece, la vicenda del pediatra Riccardo Lera.

Desideroso di assicurarsi una solidità economica autonoma, aveva deciso di esercitare l'attività di cui era appunto specialista nelle zone dove c'era più carenza: una premessa che si rivelò tuttavia assai meno scontata di quel che prometteva.

«Al tempo» ci spiega infatti Lera «la convenzione dei pediatri di libera scelta non prevedeva l'obbligo dell'assegnazione da parte dell'USL dei soggetti da zero a sei anni. Tutto era lasciato alla libera scelta delle famiglie, e io potei così acquisire soltanto i nuovi nati. In più ci si mise la Regione Piemonte, contrariamente al comune e obiettivo sentire, per risparmiare sulle indennità che altrimenti mi sarebbero spettate. In pratica non considerava la mia zona come disagiata. Economicamente parlando, insomma, fu un vero disastro, almeno per i primi anni»[8].

Affiancata tuttavia quell'attività, nel 1987, da una assai più remunerativa titolarità nella medicina dei servizi, successivamente, il dottor Lera approdò però presso l'Ospedale San Giacomo di Novi Ligure, dove aveva vinto il concorso da aiuto.

«Economicamente parlando un autentico suicidio,» prosegue sempre il pediatra «ma convinto di quella scelta controcorrente, il 2 gennaio 1994 entrai finalmente in una corsia

[8] Si trattava in realtà di un'area pari a 550 km^2 comprendente diciassette comuni, tre valli e due comunità montane.

ospedaliera. Per affrontare questo passaggio, dove una criticità è rappresentata dall'assistenza del neonato in sala parto, imparai a intubare frequentando la neonatologia dell'ospedale pavese San Matteo, dove nel 1996 mi specializzai ulteriormente grazie a un master in Ecografia neonatale.

Una esperienza assai formativa nella quale si dimostrò necessario giocare in tutti i ruoli. Ma ero contento, l'ospedale era la mia vita».

Nell'anno 2000, tuttavia, Riccardo Lera lasciò la piccola realtà novese per entrare nell'equipe di pediatria dell'Ospedale Infantile di Alessandria. Una sede presso la quale poté crescere fino a diventare un riferimento in materia di diabete di tipo 1 nell'infanzia e nell'adolescenza.

> La mia passione per questa malattia cronica era nata nel 1995 dall'incontro con una realtà sanitaria differente dalla mia, frutto della riorganizzazione territoriale delle ASL e dalla collaborazione che riuscii a garantire per l'effettuazione dei campi educativi che il centro di Acqui Terme da tempo era in grado di offrirli ai propri pazienti con un'impostazione assolutamente impeccabile
>
> *Riccardo Lera*

Un passo non da poco, ancora una volta effettuato in maniera simbiotica per quanto distanziata, con l'amico e collega Cremonte quanto meno in materia di volontariato.

Anche a Riccardo Lera, infatti, non sfuggì mai l'importanza fondamentale della collaborazione sinergica col mondo esterno: quello fatto di persone appunto volenterose, ma al tempo stesso capaci di stare al proprio posto. Quel vedere lungo, giusto per sintetizzare, che da sempre consente ai veri professionisti in ogni disciplina di bilanciare la pur grande considerazione di sé stessi con la piena consapevolezza che lavorando in spocchiosa solitudine il risultato è assai modesto.

«La prima cosa che feci» ricorda Lera «fu quello di mettermi in contatto con la diabetologia pediatrica dell'Ospedale Regina Margherita di Torino. Avevo bisogno di crescere professionalmente e lo stare da soli, in Medicina, non giova. Ero inoltre convinto di quanto fosse indispensabile creare un'associazione di genitori con cui collaborare e, infine, di dovermi confrontare con la direzione generale».

Organizzare i campi educativi per diabetici (finalizzati all'apprendimento dell'automonitoraggio e dell'autogestione della malattia da parte dei piccoli pazienti e delle loro famiglie), non era cosa logisticamente semplice, ma più che altro era un'impresa economicamente molto costosa.

«Per fortuna» prosegue il pediatra «in tutte queste fasi sono sempre stato affiancato dall'associazione dei genitori Junior Associazione Diabetici Alessandria (JADA), che avevo appunto contribuito a creare a partire dal 2002».

Nel frattempo, questa super specializzazione aveva conosciuto enormi progressi dal punto di vista tecnologico, sui quali bisognava costantemente tenersi aggiornati.

«Non si poteva rimanere indietro,» è sempre Lera che ricorda «non sarebbe stato giusto per i piccoli pazienti. Si dovevano coinvolgere le famiglie, gli insegnanti e persino gli allenatori sportivi».

Ricordi positivi e commoventi, che però non potevano mitigare l'amarezza nell'essersi sentiti più volte come corpi estranei all'interno dell'organismo per il quale si stava dando tutti sé stessi.

«Nel mio percorso» sottolinea tristemente Lera «ho trovato formidabili alleati, ma quasi tutti esterni alla mia azienda, all'interno della quale tutto restava prevalentemente fissato nell'immobilità, limitandomi a tenere qualche lezione di aggiornamento ai colleghi di reparto e soprattutto al personale infermieristico».

A pochi mesi dal pensionamento di Lera, la dirigenza aziendale si rese conto, finalmente, del problema posto dall'imminente necessità di doverlo sostituire. E lo risolse all'italiana.

«Da pensionato» sorride il medico «fui chiamato in consulenza per sei mesi e, grazie all'impegno di chi era stato destinato a prendere il mio posto, passai sollevato il testimone».

Per fortuna la diabetologia pediatrica poteva continuare a esistere in Alessandria.

> La stessa continuità non sono riuscito a garantirla per un altro ambulatorio sorto quasi al termine della mia carriera ospedaliera. Sulla spinta di alcune motivazioni personali, avevo iniziato a interessarmi all'ultima delle patologie: l'obesità nei bambini e negli adolescenti. Ultima perché poco considerata, nonostante un quadro epidemiologico grave, con un grande impatto sulla salute delle generazioni future e sulla società in generale, spesso affrontata male in ambito clinico e non solo. Con la collaborazione di Rita Tanas, allora responsabile del gruppo di studio sull'obesità della Società Italiana di Endocrinologia e Diabetologia Pediatrica (SIEDP) ero riuscito a istituire un buon servizio ambulatoriale, con risultati soddisfacenti dal punto di vista scientifico; ma tutto è sfumato con il mio pensionamento.
>
> *Riccardo Lera*

DIARIO MEDICO. NON SIAMO ETERNI

Dall'inizio degli anni 2000, con la costituzione del gruppo di cure palliative dell'AVOI e la stretta collaborazione con il servizio di cure palliative degli adulti dell'ASL, sempre più minori sono stati seguiti a domicilio nel loro percorso di fine vita. Una procedura sempre concordata con la famiglia, che ha permesso di mantenere quel fondamentale calore che solo gli affetti più cari sanno offrire nel corso della vita, anche e soprattutto nel momento supremo della morte, nel confortevole abbraccio della propria abitazione. Un po' come avveniva ancora fino alla seconda metà del secolo scorso, in particolare nella società contadina, quando i decessi in ospedale erano assai rari e la morte veniva accettata quale conclusione naturale dell'esistenza. Accolta quando arrivava tra le mura domestiche, si potrebbe dire, come fosse stata un invitato speciale. Un modo di vivere la vita, come appunto la morte, di cui sembrerebbe non essere rimasta alcuna traccia. Frequentando i nostri pronto soccorso o le corsie ospedaliere è infatti possibile osservare le tante persone, per lo più molto anziane, in condizioni terminali, portate lì perché, secondo i familiari, non devono e non possono morire. Affermazioni che non di rado obbligano i sanitari a effettuare inutili, quanto costose, indagini diagnostiche e trattamenti, che di fatto prolungano soltanto l'agonia del malato senza migliorarne la qualità di vita, evitando però lo spettro delle sempre più frequenti denunce.

Un atteggiamento sociale teso a esorcizzare un concetto di fine vita che si rifiuta di accettare, negandone quasi l'esistenza stessa, aiutati in questo dal sempre più fragile confine tra la realtà virtuale (nella quale si può uccidere e far rinascere i personaggi a proprio piacimento) e il reale. Una sovrapposizione che a volte può generare gesti estremi di ordinaria follia. Una negazione della morte

quando questa ci riguarda da vicino, in definitiva, che è alla base della attuale generalizzata incapacità di elaborare il lutto e di accettare la perdita del proprio congiunto, con la conseguente colpevolizzazione del soggetto "altro" (il medico e il personale sanitario assai spesso) per la morte subita. E nulla sembra averci insegnato a questo proposito anche la pandemia, con i tanti malati, soprattutto anziani, ricoverati e deceduti in solitudine, spaventati e senza il conforto dei loro cari. Uno scenario più simile a un fronte di guerra che non a un paese civile, che non è bastato a farci riflettere a sufficienza.
Nella maggior parte dei casi, infatti, giustificati anche da un sistema di cure territoriali spesso insufficiente e frammentato, continuiamo a pensare che non si possa morire a casa, che non si possa accettare quest'invitato speciale che è la morte, come parte della vita di ciascuno. Un personaggio da rispettare, piuttosto che da temere.

Maurizio Cremonte

CAPITOLO DUE

Il fondamentale Diritto

La Repubblica tutela la salute come fondamentale diritto dell'individuo e interesse della collettività, e garantisce cure gratuite agli indigenti. Nessuno può essere obbligato a un determinato trattamento sanitario se non per disposizione di legge. La legge non può in nessun caso violare i limiti imposti dal rispetto della persona umana.

Costituzione della Repubblica Italiana, articolo 32

2.1 I princìpi

Nel 1978, finalmente assolvendo quanto stabilito dal Dettato Costituzionale, veniva pubblicata in Gazzetta Ufficiale la Legge n. 833[1] che sanciva la nascita del SSN.

Oltre a essa, quell'anno vide promulgate la Legge n. 180, che determinava la chiusura dei manicomi, e la Legge n. 194, che disciplinava l'interruzione volontaria di gravidanza.

[1] https://presidenza.governo.it/USRI/ufficio_studi/normativa/Legge%2023%20dicembre%201978,%20n.%20833.pdf

Queste tre riforme, strettamente connesse alle lotte per la salute e per i diritti civili e sociali, dimostrarono una vitalità del mondo della politica di allora, inimmaginabile al giorno d'oggi.

I principi fondamentali alla base della 833 sono l'universalità, l'uguaglianza e l'equità. Per universalità si intendeva l'estensione delle prestazioni sanitarie a tutte le persone, poiché in osservanza a un nuovo concetto, la salute veniva considerata non soltanto un bene individuale, ma soprattutto una risorsa della comunità.

Grazie al principio di uguaglianza i cittadini potevano accedere alle prestazioni sanitarie garantite dal SSN senza distinzione di condizioni individuali, sociali ed economiche. A questo caposaldo fu quindi strettamente collegato il principio di equità, ossia che a ciascun cittadino doveva essere garantita la parità di accesso in rapporto a uguali bisogni di salute.

Oltre a questi tre pilastri, la Legge 833 prevedeva alcuni principi organizzativi quali la centralità della persona, la responsabilità pubblica per la tutela del diritto alla salute, la collaborazione tra i livelli di governo del SSN, la valorizzazione della professionalità degli operatori sanitari, l'integrazione sociosanitaria.

Un altro aspetto importante fu il grande spazio dato alla prevenzione, rendendo almeno in teoria compossibile il rapporto fra salute ed economia.

La Legge 833 segnò anche la fine del sistema mutualistico, introducendo una Sanità basata sulla copertura economica universale.

«Aspetto fondamentale della riforma fu l'istituzione delle Unità Sanitarie Locali (USL) e l'avvio del decentramento, affidando la gestione della Sanità non solo allo Stato ma anche alle

Regioni e agli enti locali[2]». «In definitiva quell'impianto legislativo, realizzato con il fine di "distribuire" la salute in modo omogeneo per tutti realizzando e sviluppando attività a tutti i livelli che tenessero conto dell'importanza della prevenzione, ha subito forti limitazioni nella fase attuativa: Piani Sanitari Nazionali mai approvati, Piani Sanitari Regionali redatti in ritardo, livelli uniformi di assistenza mai determinati[3]».

Va detto, tuttavia, che le difficoltà incontrate nello stabilire una reale quantificazione del Fondo Sanitario Nazionale finirono col generare disallineamenti fra Stato e Regioni dal punto di vista economico, tanto che gli anni Novanta segnarono l'inizio della fine della Legge 883 stessa.

2.2 La salute come costo

Il 1992 fu l'anno orribile per l'Italia, che vide la fine della Prima Repubblica con l'estinzione dei principali partiti politici di governo, crollati sotto le accuse di corruzione sostenute dalla Procura della Repubblica di Milano.

Tutto ciò mentre in Europa il Trattato di Maastricht sostituiva la Comunità Economica Europea con l'Unione Europea, puntando a creare una coesione economica che portasse al conio dell'euro quale moneta unica per gli Stati membri.

Un passaggio necessario che già allora evidenziava il problema più grande per gli italiani: un debito pubblico enorme[4].

---

[2] Agazio, E., Salerno, P., e Taruscio, D. (a cura di). (2004). *Servizi socio-sanitari: dalla Legge 833/1978 alla devolution*. Istituto Superiore di Sanità.

[3] *Ivi*, p. 7.

[4] Marro, E. *Debito pubblico: come, quando e perché è esploso in Italia*. «Il Sole24ore», 21 ottobre 2018.

Fu proprio la necessità divenuta appunto ineludibile di mettere a posto i conti dello Stato, insieme alla palese inefficienza e scarsa responsabilizzazione dei vertici di gestione delle USL, a legittimare nei confronti della pubblica opinione l'introduzione di una Legge che avrebbe modificato il Servizio Sanitario Nazionale fin dalle sue fondamenta. Si trattava del Decreto Legislativo numero 502, del 30 dicembre 1992[5]. Una Legge che, in ambiente sanitario, comportò l'adozione di due neologismi: regionalizzazione e aziendalizzazione.

Lo Stato, in pratica, da quel momento avrebbe dovuto provvedere esclusivamente alla pubblicazione di un piano sanitario di indirizzo generale, ma introducendo il concetto di pareggio in termini di bilancio tutta la gestione della salute pubblica andava in capo alle Regioni[6].

Queste, dotandosi di un proprio piano entro centocinquanta giorni dalla pubblicazione delle disposizioni nazionali, avrebbero dovuto pianificare i modelli organizzativi dei servizi sanitari erogati nel proprio territorio, in funzione delle esigenze e, ovviamente, delle risorse disponibili.

Le USL, che fino ad allora erano state espressione operativa dei Comuni, sarebbero diventate enti dotati di personalità

[5] Un provvedimento legislativo che, ancora oggi, l'allora Ministro della Sanità Francesco De Lorenzo giustifica elencando gli errori commessi, a suo dire, con l'istituzione nel 1978 del SSN: «Il primo di ordine culturale consisteva nell'aver costruito e propagandato un sistema di welfare che assicurava gratuitamente una copertura "dalla culla alla tomba", inducendo i cittadini utenti a generare spesa inappropriata in virtù di una scarsa responsabilizzazione sull'uso delle risorse pubbliche. In effetti, a fronte di una sanità completamente gratuita, non ci furono più argini alle richieste di prestazioni». De Lorenzo, F. *40 anni di SSN*. «Quotidiano Sanità», 29 ottobre 2018.

[6] Il Piano sanitario nazionale ha durata triennale ed è adottato dal Governo entro il 30 giugno dell'ultimo anno di vigenza del piano precedente.

giuridica, autonomia organizzativa, patrimoniale, contabile e gestionale, trasformandosi così in Aziende Sanitarie Locali (ASL), articolate in distretti sanitari.

In analogia a quanto previsto per le USL, gli enti ospedalieri di rilievo nazionale e di alta specializzazione sarebbero stati a loro volta aziendalizzati, trasformandosi così in Aziende Sanitarie Ospedaliere (ASO).

Le gestioni sarebbero state quindi affidate a un direttore generale, nominato dal presidente della Regione, affiancato da un direttore amministrativo e da un direttore sanitario, nominati questi ultimi direttamente dal direttore generale stesso.

Spostando le scelte della partitocrazia a un livello più alto, allontanando sanitari e cittadini dalle loro abituali figure politiche di riferimento, sarebbero pertanto scomparsi il vecchio presidente e il comitato di gestione, espressione delle politiche locali.

Gli aspetti negativi di questa rivoluzione furono tuttavia per nulla, o scarsamente, recepiti sia dalla classe medica, sia dalla popolazione in generale. Molti sanitari videro, anzi, di buon occhio quelle disposizioni legislative, pensando che l'introduzione di figure manageriali potesse dare maggior vigore al SSN. Non fu così: la Legge 502/92, purtroppo, trasformò infatti assai presto la salute delle persone, fino a quel momento ritenuta una risorsa necessaria, in un mero costo di gestione.

DIARIO MEDICO. LAVORARE AL TEMPO DELLA 883

Il passaggio da un centro universitario a un ospedale è stato inizialmente traumatico, poiché le modalità e i tempi di lavoro erano notevolmente diversi. Si passava, per capirci, da un ambito, oltre che clinico, molto legato alla ricerca e alla pubblicazione dei lavori scientifici, a un altro più direttamente legato al malato e alle sue istanze. Tra i primi ospedali pediatrici fondati in Italia, a fine anni Ottanta l'Ospedale Infantile "Cesare Arrigo" di Alessandria aveva un numero ridotto di posti letto e di specialità[7]. Accanto alla pediatria e al pronto soccorso, infatti, c'erano: chirurgia, urologia e ortopedia pediatriche, una terapia intensiva (al momento unica pediatrica e neonatale) e una terapia sub-intensiva chirurgica e neonatale. Il centro era inoltre dotato di un laboratorio per gli esami ematologici e di una radiologia pediatrica, nonché di vari ambulatori per le singole specialità. Per il resto si faceva riferimento all'ospedale civile (degli adulti), ubicato a poche centinaia di metri, ma spesso culturalmente lontano anni luce dalla realtà pediatrica, in quanto gli specialisti ospedalieri non sempre si dimostravano entusiasti di occuparsi di bambini, per la pazienza e i tempi che richiedevano e che risultavano lontani dalla loro routine. Per gli aspetti più complessi, invece, ci si rivolgeva alle sedi ospedaliere e universitarie di Pavia e Genova oppure, anche se meno frequentemente, di Torino e Milano. In quel periodo va detto che non vigeva ancora la stretta regionalizzazione della Sanità di cui ai decenni successivi e gli amministratori, in materia di trasferimenti interregionali, erano molto più elastici. Il metodo, in pratica, da parte del personale medico era quello di affidarsi esclusivamente alle conoscenze e alle collaborazioni personali, optando ogni volta per ciò che si riteneva potesse costituire il miglior trattamento possibile per i piccoli pazienti e le loro famiglie. Questo permetteva un confronto diretto tra medici in grado di garantire una buona crescita professionale a tutto vantaggio del malato. Per quanto riguarda invece la Neuropsichiatria infantile è utile ribadire quanto, a livello ospedaliero, di fatto fosse una spe-

[7] Lera, R. e Botta, R. (2001). *L'Uspidalet*. Recco: Le Mani.

cialità nuova e assai poco conosciuta. Motivo per cui il costituendo servizio veniva a occupare un ruolo per così dire misterioso anche per molti colleghi ospedalieri. L'interesse, tuttavia, dimostrato da questi ultimi, unito all'entusiasmo degli specialisti neoarrivati, fece la differenza. Non secondario al successo di questa innovazione fu la forte autonomia gestionale di cui godeva il cosiddetto "Infantile" e il coordinamento di tutte le attività ospedaliere da parte di un primario illuminato[8].Tale lungimiranza, unita al potere politico detenuto dai responsabili sanitari, inteso come espressione partecipativa di istanze locali, garantiva la possibilità di effettuare una certa programmazione prospettica. Una sinergia in grado di far crescere rapidamente la nuova struttura, acquisendo così un ruolo di primaria importanza nel panorama italiano della Sanità infantile.

Quegli anni fecondi videro l'acquisizione di nuovo personale (infermieri, medici, psicologi) e soprattutto di nuove importanti apparecchiature diagnostiche, che consentirono l'apertura di nuovi ambulatori. Non meno importante, infine, la disponibilità di letti di degenza dedicati alla Neuropsichiatria.

Determinante fu anche il clima di cordialità e reciproca collaborazione instaurato tra il personale, incurante degli orari di servizio e sempre disponibile a dedicare il proprio tempo alla crescita di quella piccola realtà ospedaliera. Finalmente la maggior parte delle patologie neurologiche pediatriche potevano essere gestite in loco, anziché presso i centri universitari esterni.

Per quanto riguarda invece le patologie psichiatriche dell'età evolutiva, la richiesta era decisamente inferiore a oggi. Questo sia perché l'allora cultura medico-scientifica nell'area latino-europea,

[8] *Umberto Bosio: Alessandria 1932-1994, medico chirurgo. Primario di chirurgia dell'Ospedale Infantile Cesare Arrigo di Alessandria negli anni Settanta e Ottanta.* www.chiekete.eu/2020/08/28/bosio-umberto/

nella quale gravitava anche il nostro Paese, era improntata all'applicazione in maniera rigida della teoria psicoanalitica (di per sé innovativa rispetto alle teorie degli inizi del Novecento), che normalmente non prevedeva patologie psichiatriche strutturate nel bambino e nell'adolescente, sia a causa della maggior capacità da parte della società rurale del XX secolo di assorbire, quando non di nascondere, i disturbi psicopatologici, sia perché non si era ancora evidenziato quell'incremento esponenziale del disagio psichico giovanile dell'ultimo decennio. Motivo per cui assai più difficilmente tali soggetti giungevano a un'osservazione ospedaliera[9]. L'asso nella manica di questo successo, tuttavia, rimaneva rappresentato dall'autonomia organizzativa e amministrativa dell'ospedale, comportante una potenzialità gestionale oggi inimmaginabile. Il tutto senza particolari sprechi: il laboratorio e la radiologia per esempio, seppure piccoli, garantivano le prestazioni indispensabili per una prima diagnosi con una tempestività da far invidia a qualunque altro centro. Entrambi erano ubicati a poche decine di metri dai reparti di degenza, tanto che in caso di urgenza lo stesso personale sanitario poteva confrontarsi direttamente con quello dei servizi, richiedendo approfondimenti e delucidazioni senza lungaggini e sovraccarichi burocratici.

[9] L'autismo, per esempio, veniva spiegato come un'alterazione nel rapporto della madre (e del padre) con il bambino, quindi da affrontarsi prevalentemente in sedi differenti dall'ambito strettamente sanitario. Una rigidità scientifica che ha prodotto sicuramente più danni che benefici, considerando per esempio i genitori non come vittime della malattia al pari dei figli, bensì colpevoli del loro stato. Tutto ciò generando in essi enormi sensi di colpa che si riteneva di dover emendare attraverso l'acquisto di terapie costose e lunghissime, promettenti guarigioni mai avverate nella maggior parte dei casi. Una pseudocultura deleteria che per anni ha sottratto energie ai servizi pubblici di diagnosi e cura, sia in pedopsichiatria, sia in psichiatria (Maurizio Cremonte).

Tutto ciò poteva evitare la ripetizione di esami e il conseguente disagio per i piccoli pazienti. I medici più anziani, abituati da anni a lavorare in stretta collaborazione tra loro, davano quasi per scontato i vantaggi che ne derivavano, mentre i più giovani, provenienti da strutture più complesse, rimanevano inizialmente stupiti dall'elasticità della piccola realtà sanitaria, pur evidenziandone anche gli obiettivi svantaggi. Se da un lato era infatti da considerarsi positiva la stretta collaborazione con i colleghi in ambito pediatrico, dall'altro emergevano forti resistenze a interagire da parte degli specialisti dell'adulto.

Maurizio Cremonte

2.3 La controriforma

Gli effetti della controriforma sanitaria riscontrati nelle corsie degli ospedali italiani si osservarono a distanza di tempo. La generazione di chi oggi ha superato i sessant'anni, all'epoca costituita da giovani medici ancora lontani da un ruolo apicale nei propri reparti, era tutta presa dalle nuove acquisizioni scientifiche prodotte dalla ricerca, volte a migliorare la qualità dei processi di diagnosi e cura, dalla possibilità di ritagliarsi uno spazio professionale migliore e, non ultimo, anche se ormai fuori dagli ambienti accademici, di veder pubblicato un proprio lavoro scientifico.

Le nuove figure manageriali previste dalla Legge 502/92 dovevano ancora essere nominate e le nuove Aziende Sanitarie Locali, nonché quelle ospedaliere, sarebbero state operative soltanto molti mesi dopo[10].

[10] In Piemonte, per esempio, furono definite dagli allegati A e B della Legge regionale n. 39 del 22 settembre 1994.

Nulla sembrava pertanto cambiare inizialmente, tranne i Presidenti delle USL che, nel passaggio ad ASL e ASO, furono sostituiti da figure commissariali. Finché nel 1995 le prime avvisaglie del cambiamento non cominciarono a circolare nei corridoi di molte realtà ospedaliere, dove fu prescritta per il personale medico operativo la frequenza di corsi necessari per imparare (non senza qualche difficoltà) una nuova modalità di codifica delle cosiddette Schede di Dimissione Ospedaliera (SDO).

Per anni lo Stato aveva saldato economicamente le spese imposte dal SSN con un meccanismo detto "a piè di lista", ossia intervenendo a riconoscere le spese alla struttura ospedaliera a seconda del numero delle giornate di degenza effettuate, contribuendo così ad ampliare il debito pubblico determinato dal decennio di benessere che aveva caratterizzato gli anni Ottanta. Con la controriforma voluta dall'allora Ministro della Sanità Francesco De Lorenzo non sarebbe stato più possibile adottare questo sistema.

Le Regioni, infatti, con la nuova normativa ottenevano dallo Stato un trasferimento di risorse, calcolato per quota capitaria pari al numero degli abitanti. Tale quota corrispondeva, nelle intenzioni, alle finanze di cui ogni Amministrazione Regionale poteva disporre per il buon funzionamento della Sanità ospedaliera e territoriale, sulla quale comparvero i primi controlli.

Ogni medico di medicina generale, o pediatra di famiglia, vide infatti monitorata in maniera assai rigorosa la propria spesa per assistito, sia diagnostica, sia farmaceutica, dovendo giustificare il perché di qualsiasi incongruenza. Infatti, se da un lato questa prassi avrebbe dovuto impedire prescrizioni di farmaci o di indagini diagnostiche, per così dire, improprie, dall'altro costringeva il medico a rientrare nelle medie statistiche stabilite dalla Regione. Fu inevitabile che analoghe attività di controllo della spesa ricadessero anche sulla gestione ospedaliera.

2.4 Drg e dintorni

Il nuovo meccanismo di rendicontazione delle spese a livello ospedaliero costituito dalle Schede di Dimissione Ospedaliera (SDO) si dimostrò assai complesso. A tale proposito va precisato, però, che, anche se l'emissione delle SDO a corredo delle diagnosi formulate all'interno di ogni singola Unità Operativa Autonoma costituiva una prassi in vigore già dal 1991, la Legge 502/92 introduceva molte novità[11].

Per tale motivo ogni diagnosi, principale o secondaria che fosse, doveva essere accompagnata obbligatoriamente da un

[11] Il flusso delle Schede di Dimissione Ospedaliera fu istituito con il decreto del Ministero della Sanità il 28 dicembre 1991 (G.U. serie generale n.13 del 17/01/92) come strumento ordinario per la raccolta delle informazioni relative a ogni paziente, dimesso dagli istituti di ricovero pubblici e privati in tutto il territorio nazionale. Le successive linee guida del 17 giugno 1992 fornirono indicazioni puntuali sulle modalità di compilazione, codifica e gestione del flusso SDO, definendo la cartella clinica come "il chi, cosa, perché, quando e come dell'assistenza al paziente nel corso dell'ospedalizzazione" e attribuendo alla SDO stessa rilevanza medico-legale al pari della cartella clinica, di cui costituisce parte integrante.
Il decreto del Ministero della Sanità del 26 luglio 1993 (G.U. serie generale n.180 del 03/08/93) disciplinò invece il flusso informativo delle dimissioni ospedaliere, definendo in particolare le informazioni che costituivano il "debito informativo" nei confronti del Ministero della Salute e le relative modalità di trasmissione; il suddetto D.M. stabilì, inoltre, che a partire dal 1 gennaio 1995 il flusso SDO dovesse sostituire la preesistente rilevazione dell'attività ospedaliera svolta con il modello ISTAT/D10.

numero riportato all'interno di un voluminoso manuale di codifica, denominato ICD9CM, (*International Classification of Disease, 9th revision, Clinical Modification*)[12], internazionalmente utilizzata fin dal 1975 e afferente, grazie a un algoritmo, a un DRG (*Diagnosis Related Groups – Raggruppamenti Omogenei di diagnosi*)[13].Tali DRG erano circa 500, ciascuno dei quali con una propria tariffa, da cui scaturiva la remunerazione riconosciuta agli ospedali da parte delle Regioni dalle quali provenivano i degenti, per la maggior parte delle attività ospedaliere avvenute in tutti i reparti (con alcune esclusioni, come pronto soccorso e rianimazione)[14]. I medici rimasero spiazzati. Infatti, per quanto abituati a codificare le diagnosi per motivi statistici (ISTAT), in questo caso si trattava invece di effettuare una valutazione in termini di complessità clinico-economica per ogni singolo paziente[15]. Inoltre, per ogni

[12] La Classificazione Internazionale delle Malattie (ICD) è un sistema di classificazione nel quale le malattie e i traumatismi sono ordinati, per finalità statistiche, in gruppi tra loro correlati ed è finalizzata a tradurre in codici alfa-numerici i termini medici in cui sono espresse le diagnosi di malattia, gli altri problemi di salute e le procedure diagnostiche e terapeutiche. Dal 1° gennaio 2022 è in uso l'undicesima edizione (ICD11).

[13] Il sistema dei *Diagnosis Related Groups* (DRG, Raggruppamenti omogenei di diagnosi) deriva dalla ricerca sulla funzione di produzione delle strutture ospedaliere iniziata nel 1967 dal gruppo dell'Università di Yale (Stati Uniti), coordinato da Robert Fetter. In Italia l'adozione del sistema dei DRG quale classificazione dei ricoveri ospedalieri per acuti nell'ambito del SSN, anche a fini di remunerazione degli ospedali, risale al 1994. www.salute.gov

[14] Taroni, F. (1996). *DRG/ROD e nuovo sistema di finanziamento degli* ospedali. Roma: Il pensiero scientifico editore.

[15] Ipotizzando infatti, a titolo di esempio, che un "cliente" fosse stato ricoverato in un reparto di medicina per vomito ematico dovuto alla rottura di varici esofagee insorte per una cirrosi epatica, la diagnosi principale non poteva più essere, secondo una logica scientifica di causa-effetto, quella di

DRG esisteva un valore soglia riferito alle giornate di degenza, oltre il quale un ricovero era da considerarsi *outlier*, così definito perché la degenza risultava essere superiore, appunto, al valore previsto (le giornate successive al valore soglia venivano sottopagate). Per un medico di corsia, oltre alla difficoltà oggettiva di adattamento, subentrarono quindi ulteriori ordini di problemi.

La classificazione internazionale delle malattie in uso, per esempio, era ormai datata, motivo per cui era spesso difficile trovare il codice di riferimento (specie in ambito pediatrico), o di trovarne altri equivalenti dei quali però non c'era modo di capire quale fosse quello adeguato al caso di specie.

Come se non bastasse, il software che grazie al suo algoritmo riusciva a individuare il DRG corrispondente era, specie all'inizio di questa storia, in possesso della sola direzione sanitaria[16], con la conseguenza che talora si codificava in maniera giudicata erronea dalla Regione con conseguenti richiami ai singoli primari e ai medici codificanti.

Con riferimento invece alle giornate di degenza, insorse poi, improvvisamente, la necessità di abbreviare i ricoveri secondo nuove procedure e protocolli interni.

---

cirrosi, bensì di ematemesi, corredata dalle diagnosi secondarie di varici esofagee e di cirrosi e dalle procedure diagnostiche (questo avvenne in un secondo tempo); nel caso invece fosse stato operato con intervento di legatura o sclerosi delle varici, la diagnosi principale avrebbe dovuto essere di varici esofagee. Questo perché, se la diagnosi principale fosse stata quella di cirrosi, il DRG individuato non avrebbe garantito le risorse economiche necessarie, mentre nell'altro caso sì. In pratica il sistema non si basava più sulla severità clinica, bensì sulle risorse economiche necessarie a raggiungere una diagnosi e la terapia necessaria.

[16] Allo scopo forse di evitare eventuali utilizzi fraudolenti, intesi a riportare soltanto le diagnosi di cui ai ricoveri più remunerativi per il reparto emittente il documento stesso [NdAA].

Poiché le giornate di degenza diminuivano, per ogni reparto vi fu conseguentemente una riduzione dei posti letto e del personale necessario. Un insieme di eventi a cascata, quindi, che ha comportato la contrazione del SSN secondo l'ottica, mai raggiunta, del risparmio.

La controriforma, frutto e ostaggio esclusivo delle leggi di mercato, prevedeva come si è visto che la spesa del ricovero venisse sostenuta esclusivamente dalla Regione nella quale il cliente era residente.

La possibilità che questi potesse usufruire di un ricovero in un'altra ASL regionale, o al di fuori della regione stessa, fu pertanto così scoraggiata, introducendo una nuova locuzione: "mobilità dei clienti, attiva e passiva", con la prima che evidenziava la capacità dell'ASL, dell'ASO, o del singolo reparto di attrarre clienti non residenti, fonte di un guadagno immediato corrisposto dalla Regione di provenienza.

Quella passiva, invece, comportava l'effetto opposto, ossia che fosse la Regione di residenza del cliente a dover rimborsare un'azienda sanitaria posta al di fuori del proprio territorio.

All'interno delle singole aziende e dei loro reparti i rapporti di forza, fino a quel momento basati prevalentemente sull'autorevolezza professionale dei sanitari e sulle relazioni politiche esistenti, si trasformarono improvvisamente in rapporti di tipo prevalentemente economico. Di fronte alla dirigenza sanitaria una mobilità passiva elevata significava che il singolo reparto risultava poco attrattivo verso i possibili clienti regionali.

L'Indice di *Case-Mix*, altro neologismo introdotto dalla nuova procedura amministrativa, consentiva invece di confrontare la diversa complessità della casistica trattata, ed era calcolato sulla base del rapporto fra l'incidenza economica media del ricovero in un dato reparto erogatore e quella del ricovero nella casistica standard (nazionale).

In questa situazione, i valori superiori all'unità indicavano una casistica di complessità più elevata rispetto allo standard, mentre quelli inferiori ne individuavano una minore. Anche in questo caso è assai evidente come si venissero a determinare rapporti di forza tra le singole unità operative e la dirigenza. Si può infine affermare che il sistema dei DRG creò una forte disparità fra specialità mediche e chirurgiche, le quali, queste ultime, grazie appunto ai DRG ad alta tariffazione, godevano, rispetto alle prime, di grande considerazione da parte delle aziende.

2.5 Le prime avvisaglie. 1992, l'interregno dei commissari

Il clima proficuo e costruttivo della fine degli anni Ottanta dovette subire una prima battuta di arresto nei primi anni Novanta, con il commissariamento delle USL propedeutico al passaggio delle competenze ai nuovi organismi dirigenziali, determinati dalla aziendalizzazione della Sanità pubblica di cui alla cosiddetta controriforma (Legge 502/92).

Un preallarme di cui però la maggior parte dei medici non riuscì a cogliere la potenziale gravità, che si sarebbe invece manifestata in maniera deleteria qualche tempo dopo, con il progressivo smantellamento del fondamentale diritto al Servizio Sanitario Nazionale istituito nel 1978.

Partendo dal presupposto normativo che il controllo della spesa fosse prioritario rispetto alla salute dei pazienti, i primi a entrare gradualmente nell'occhio del ciclone furono i reparti e gli ospedali pediatrici, considerati troppo costosi rispetto al rendimento valutato non più in termini di salute, bensì prevalentemente economici. Una vergognosa contrapposizione tra entrate e uscite, per così dire, poneva a confronto i ricavi (peraltro sempre sul filo di lana) degli ospedali per adulti con le perdite degli ospedali pediatrici. Una situazione gravissima, spesso confermata da voci circa la possibile chiusura di strutture, in assenza quanto meno di un pareggio di bilancio.

La nuova modalità di finanziamento secondo il criterio dettato dai Raggruppamenti Omogenei di Diagnosi (DRG) penalizzava fortemente il mondo pediatrico (e, come si è detto, il mondo ospedaliero non chirurgico in generale)[17].

DIARIO MEDICO. L'ALLUVIONE DI ALESSANDRIA DEL 1994

Il 6 novembre 1994 Alessandria, edificata tra il fiume Tanaro e il fiume Bormida, venne investita da un'ondata violenta di acqua e fango. Mentre nei sobborghi e nel centro storico la gente tentò di rifugiarsi ai piani alti delle case, gli ospedali costruiti sulla circonvallazione subirono danni gravissimi, che sembrarono paralizzarne l'attività. L'Ospedale Infantile seguì questa sorte. Nei seminterrati (sic!) erano ubicati il pronto soccorso, la terapia intensiva pediatrica e neonatale, la radiologia e le centraline degli impianti.

[17] Basti pensare che tutt'oggi, nella maggior parte dei casi, non è previsto un supplemento economico e tempistico per gli esami e le indagini praticate sui bambini. Ossia il sistema DRG prevede che, per esempio, il dispendio di energie e di tempo necessario per eseguire una radiografia o un prelievo sia lo stesso tanto in presenza di un soggetto di media età, quanto di un bambino poco collaborante [NdAA].

In un attimo tutti i macchinari divennero inservibili. I sanitari che quel giorno erano di riposo accorsero prima che tutte le strade di accesso venissero chiuse, mentre l'Ospedale Cesare Arrigo ricevette l'ordine di evacuazione.
Peccato che i piani di evacuazione non esistevano, o che nessuno dei presenti ne fosse mai stato messo a conoscenza. Così, per quanto preso come tutti alla sprovvista, il Direttore sanitario dell'ospedale pediatrico, coordinando alcuni membri delle forze dell'ordine e della protezione civile, oltre che il personale sanitario e ausiliario, si prodigò per trovare sistemazioni idonee per i ricoverati. Le linee elettriche e telefoniche però erano saltate e i collegamenti con l'esterno si facevano via via sempre più difficili. Dopo alcune ore, i pazienti meno gravi vennero trasferiti nelle strutture delle città vicine, mentre il personale sanitario presente, senza distinzione di ruolo, ventilava manualmente i ricoverati nelle terapie intensive, ancora in attesa del trasferimento presso gli ospedali di Genova. L'ordine di evacuazione, a suo tempo impartito, rimase tuttavia sempre in vigore. Si doveva tornare a casa e aspettare nuove disposizioni. Così ordinarono i vertici sanitari preposti. Non avevano fatto i conti con il personale però: medici e infermieri quella volta non ci stettero. Non si poteva chiudere un ospedale pediatrico, in un momento critico per la città. Avevano deciso: non lo avrebbero fatto. Le sanzioni disciplinari? Ma chi se ne importa! A casa ci sarebbero andati dopo, in quel momento calzarono gli stivali di gomma e con mezzi di scavo improvvisati iniziarono a spalare. Ulteriori direttive non ce n'erano: a che sarebbero servite, del resto, in un ospedale che risultava evacuato? Il coordinamento delle attività di ripresa spettò quindi ai medici presenti. L'alluvione colpì domenica 6 alle ore 13, ma neppure 24 ore dopo era già operativo il pronto soccorso di emergenza al primo piano dell'ospedale. Grazie a un enorme gioco di squadra

che vide impegnati gli operai e gli elettricisti interni, nelle zone non alluvionate dell'ospedale in poco tempo furono ripristinate anche le linee elettriche e quelle telefoniche. Vennero approntati anche un apparecchio radiologico portatile e alcuni posti letto di emergenza. Un gruppetto di pediatri ospedalieri circolò senza sosta nei quartieri cittadini più colpiti dalle acque impazzite, da cui facevano la spola con i centri di raccolta degli sfollati. In breve tempo la voce si sparse: l'ospedalino non aveva chiuso! Fu un fiorire di volontari che aiutarono a togliere il fango e a ripristinare gli spazi. Altro personale dell'ospedale pneumologico Borsalino, accorse a portare aiuto. Il problema a quel punto fu un altro: di quelli che scuotevano la popolazione e facevano intervenire le televisioni. Si vociferava di una chiusura, o di un profondo ridimensionamento, della struttura sanitaria. Non stupisce: è tipico del nostro Paese, purtroppo, giocare alle tre carte strumentalizzando, in questo caso, le conseguenze di una calamità naturale ai fini di realizzare una evidente decisione di carattere politico. La decisione però non passò. Non poteva passare. Anzi: anche grazie a manifestazioni di piazza e generose donazioni, nel giro di pochi mesi l'attività ripartì a pieno ritmo. Meno fortunato, invece, l'ospedale Borsalino che, abbandonato nella melma, dopo il ritiro dell'acqua rimase a marcire col grande parco annesso, fino al 2006, quando finalmente venne riaperto come presidio riabilitativo.

Maurizio Cremonte

2.6 Realtà parallele

Nel 1999 l'allora Ministro della Sanità, Rosy Bindi, avvertì la necessità di modificare ciò che sette anni prima era stato legiferato in materia. Fece così la sua comparsa la terza riforma della Sanità, disciplinata dalla Legge 229 del medesimo anno. A questo proposito, va notato come il predecessore della signora Bindi, Francesco De Lorenzo, pur garantendo la possibilità per il cittadino di accedere all'assistenza privata, si era riferito soltanto alle prestazioni sanitarie non comprese nei livelli essenziali di assistenza (LEA)[18].

La nuova Ministra, invece, allargò lo spazio riferito alle prestazioni private convenzionate con il SSN, ammettendo anche quelle comprese nei LEA stessi e tutte le altre che fossero accreditate[19]. In pratica, quindi, successe che con la terza riforma sanitaria l'assistenza privata convenzionata, che fino a quella data era di tipo integrativo, diventò a tutti gli effetti sostitutiva, creando così una sorta di mondo sanitario parallelo.

Una realtà sostenuta dallo Stato, dove il settore privato sostituiva quello pubblico, mettendosi addirittura in concorrenza con esso e contendendo agli ospedali pubblici italiani migliaia di professionisti. Una novità che spalancava così, di fatto, le porte alla Sanità privata, permettendo ai professionisti della salute di lavorare al di fuori del Servizio Sanitario Nazionale, seppure finanziato in gran parte dallo stesso.

La carenza degli specialisti all'interno delle strutture ospedaliere riconosce fra le varie cause anche questo passaggio. Infatti non sono stati pochi, specie negli ultimi due decenni, i professionisti validi, ma poco valorizzati, o comunque sottoposti a responsabilità e carichi di lavoro burocratico e amministrativo sempre più gravosi e che nulla avevano a che fare diret-

---

[18] I Livelli essenziali di assistenza (LEA) sono le prestazioni e i servizi che il Servizio sanitario nazionale (SSN) è tenuto a fornire a tutti i cittadini, gratuitamente o dietro pagamento di una quota di partecipazione (ticket), con le risorse pubbliche raccolte attraverso la fiscalità generale (tasse).

[19] Legge 229/99 art. 9, comma 4.

tamente con l'attività medica per cui si erano formati, i quali, esasperati, sono passati alla Sanità privata.

Una scelta che per certi versi, vista dal di fuori, può apparire di comodo, ma non è così. Non se si considera che queste persone (poiché i medici sono anche questo) si sono ritrovate, a dispetto delle età non più giovanissime, a sobbarcarsi, stante le carenze organiche in ogni reparto e l'assenza di nuove assunzioni a causa dei concorsi bloccati, turni di lavoro feriale e festivo che non svolgevano neppure agli esordi di carriera.

Una situazione resa ancora più grottesca, negli ultimi anni, dall'inserimento in reparto o negli ambulatori dei cosiddetti gettonisti: medici spesso in pensione i quali, a fronte di prestazioni giornaliere esenti da qualsiasi onere aggiuntivo di quelli sopracitati, comprese le guardie e le reperibilità in reparto, a fronte di cinque giornate di lavoro al mese percepiscono gettoni che complessivamente superano di gran lunga lo stipendio mensile di uno specialista ospedaliero strutturato.

DIARIO MEDICO. NON TOCCATE I REPARTI

Nel 1995 il primo Direttore generale dell'ospedale di Novi Ligure riunì davanti a sé tutti i medici, mettendo l'accento sulla situazione disastrosa della cosiddetta mobilità passiva. Troppi cittadini ricorrevano alle cure in altri nosocomi regionali ed extraregionali. Molti reparti non giustificavano, dal punto di vista economico, la loro esistenza e pertanto secondo la visione aziendale corrente, risultavano a forte rischio di chiusura.

Anche la situazione della pediatria era ovviamente poco confortante. E anche se entro il 31 dicembre di quell'anno si sarebbero raggiunte quelle cinquecento nascite, considerate al giorno d'oggi

sufficienti per giustificare il mantenimento di un punto nascite, secondo i canoni in vigore all'epoca evidentemente non bastavano. Anzi, veniva addirittura evidenziato come troppi bambini ricorressero alle cure di altri centri.
Una situazione difficilmente risolvibile giacché quella realtà territoriale era e rimane geograficamente incastrata fra diverse eccellenze nazionali pediatriche, quali Genova, Pavia e Alessandria. Occorreva pertanto un'idea che fosse inattaccabile. Accedere a un corso di specializzazione a numero chiuso di ecografia pediatrica e neonatale poteva essere quella giusta. Con quella carta in mano, infatti, si potevano ridurre i trasferimenti dei neonati patologici e aprire un'attività ambulatoriale. Un'opportunità che nel '96 si rivelò un successo, dimostrato dal forte decremento dei numeri relativi alla mobilità passiva. Nel giro di qualche anno, inoltre, il totale dei nuovi nati riuscì quasi a raggiungere quelli del capoluogo provinciale, Alessandria.
Un'altra attività nata in quello stesso anno, che si dimostrò qualificante per l'ospedale novese, fu l'apertura di un ambulatorio di diabetologia pediatrica. Le mie conoscenze diabetologiche risalivano a quasi un decennio prima, quando volontariamente continuai a frequentare saltuariamente la seconda scuola di specializzazione in Pediatria di Genova diretta dal professor Cesare Romano. A Novi un ambulatorio diabetologico non esisteva, e l'iniziativa di un campo scuola creato alcuni anni prima dal pediatra Sandro Rigardo e dai colleghi acquesi era un vero gioiello. Vi partecipai quell'anno e quelli successivi. Un'esperienza che si rivelò fondamentale per il mio futuro professionale. Di certo l'entusiasmo non mancava alla nostra piccola équipe, ma pur lavorando moltissimo, ben oltre l'orario di lavoro, la direzione manteneva nei nostri confronti un atteggiamento di totale freddezza. Dopodiché, a causa dell'atteggiamento estremamente aggressivo del Direttore generale, che facilitò

di molto la mia scelta, oltre che delle mie competenze ecografiche, nel 2000 mi trasferii presso l'Ospedale Infantile di Alessandria. Lì avrei ritrovato Maurizio, raggiungendo soprattutto un obiettivo lavorativo immaginato per tanti anni e ubicato all'interno di una struttura oggetto delle mie indagini storiche[20]. Speravo, inoltre, trasferendomi ad Alessandria, di trovare un clima più disteso e di collaborazione con le figure dirigenziali. Mi sbagliavo.

Riccardo Lera

2.7 L'irrigidimento delle gerarchie

Il processo di regionalizzazione iniziato con la Legge 502/92 si è completato con la modifica del titolo V della Costituzione avvenuta nel 2001[21].

Questo passaggio di tipo federalista, che per le Regioni avrebbe potuto delineare un'eccezionale occasione di autonomia organizzativa sanitaria, si è invece spesso limitato a una mera delega sul controllo della spesa, senza mai trasformarsi in una riorganizzazione dei diversi servizi sanitari regionali, migliorandone la qualità con una riduzione dei costi.

Le ragioni sono molteplici, ma sostanzialmente riconducibili a due ordini di fattori: da un lato la visione politica sulla salute dei cittadini incentrata prevalentemente su criteri economici e di controllo della spesa sanitaria, con il Ministero dell'Economia e Finanze che ha di fatto commissariato quello della Salute, mentre dall'altro, salvo sporadiche e lodevoli eccezioni, l'incapacità delle Regioni di riorganizzare i propri servizi sanitari.

[20] Lera, R. e Botta, R. (2001). *L'Uspidalet* op. cit.
[21] Legge Costituzionale n. 3 del 2001.

La recente pandemia ha rappresentato uno straordinario *stress test* che ha disvelato tutte le criticità presenti, evidenziando come la politica non sia stata in grado di trarne le conseguenze e relegando le competenze tecniche delle figure sanitarie a una sostanziale marginalizzazione.

La qualità del SSN e delle sue prestazioni, la garanzia alla prevenzione e alla cura, la promozione della salute, infatti, non sono semplicemente e linearmente legate ai soli finanziamenti, bensì al tipo di progetto di salute che un Paese si vuole dare, al suo sistema di governance e alle competenze e capacità di lavorare in modo integrato del personale tutto, senza sottovalutare l'importanza di attivazione dei cittadini nel processo di prevenzione e cura.

Così come attestato dagli annuari di statistica, la drammatica riduzione avvenuta negli ultimi tempi dei posti letto ospedalieri, accompagnata dall'impoverimento delle risorse umane, nella maggior parte delle regioni non è stata bilanciata dal potenziamento delle cure territoriali[22].

Una situazione grave, accentuata come si è visto dalla Legge Costituzionale 3/2001 che, favorendo una maggiore autonomia regionale, delega a queste amministrazioni anche la gestione della Sanità, ridimensionando così il potere di regia dello Stato e frammentando la Sanità in potentati regionali tra loro scarsamente coordinati[23].

---

[22] I dati confermano che il numero di posti letto all'interno delle strutture sanitarie nazionali sono passati, in valore percentuale per mille abitanti, dal 5,8 nel 1998 al 4,3 nel 2007 e al 3,6 nel 2017 (in numero assoluto dai 311.000 attivi del 1998 ai 191.000 del 2017). Polillo, R. e Tognetti, M. *Dove sta andando la sanità? Le criticità da risolvere e i pericoli da evitare.* «Quotidiano Sanità», 24 febbraio 2022.

[23] Legge costituzionale 18 ottobre 2001, n. 3, «Modifiche al titolo V della parte seconda della Costituzione» in GU n. 248 del 24 ottobre 2001.

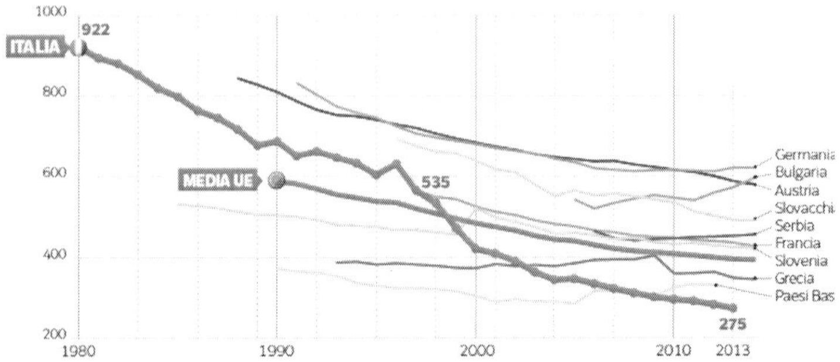

Figura 2.1 - Posti letto per 100.000 abitanti 1980-2013: Italia versus paesi UE (D. Affinito, *Coronavirus in Italia: i tagli al Servizio sanitario nazionale, chi li ha fatti e perché*, 31 marzo 2020. www.corriere.it)

Senza contare, venendo in attualità, che il Decreto Calderoli, volto ad accentuare il potere in capo alle Regioni, allarga di fatto il solco già profondissimo che divide la Sanità del Nord Italia da quella del Sud, poiché le competenze assegnate alle stesse vengono accompagnate dal diretto finanziamento da parte dei cittadini residenti[24].

Semplificando, il bilancio delle Regioni crescerebbe, riducendo quello statale necessario a ristabilire i già noti disequilibri fra Nord e Sud[25]. È del tutto evidente, pertanto, come sotto

[24] «Lo Stato non può delegare alle autonomie regionali l'identificazione degli sprechi senza fornire chiare linee di indirizzo, perché rischia di commettere lo stesso errore del 2001, quando con la riforma del Titolo V ha "consegnato" la Sanità alle Regioni, rinunciando alle indispensabili attività di indirizzo e verifica. Oggi le conseguenze di una abdicazione dello Stato sarebbero di gran lunga più disastrose, perché non ci sono risorse in esubero per compensare ritardi, errori e furberie». Cartabellotta, N. *VII rapporto Gimbe*. «Il Sole 24 ore», 8 ottobre 2024.

[25] La mobilità sanitaria evidenzia la forte capacità attrattiva delle regioni del Nord, con i residenti delle regioni del Centro-Sud spesso costretti a spostarsi in cerca di cure migliori. In particolare, nel decennio 2012-2021 le Regioni del Mezzogiorno hanno accumulato un saldo negativo pari a €

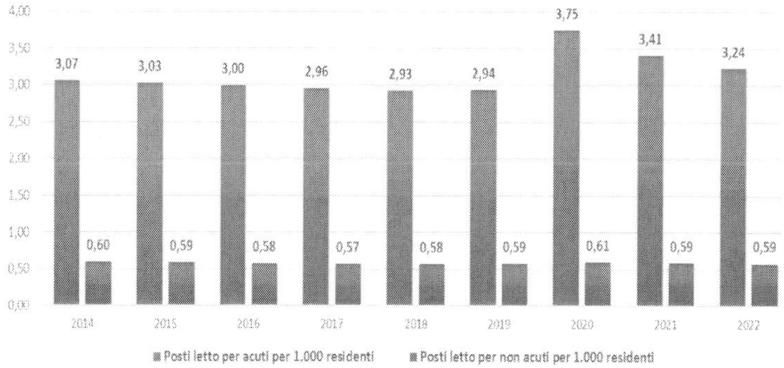

Figura 2.2 – Posti letto per acuti (a sinistra) e non acuti (a destra) in Italia Trend 2014-22 (Ministero del Salute, Annuario Statistico del SSN, anno 2022)

questo tipo di spinta esclusivamente finanziaria e tendente in maniera più che dichiarata alla privatizzazione dei servizi sanitari, non si voglia comprendere che il pianeta salute dell'intera collettività rappresenti un tema di fondamentale importanza per l'intero Paese: quello relativo alla sicurezza.

Riprendendo la lezione dei padri costituenti, infatti, ben si comprende come la salute non sia un diritto esclusivo del singolo cittadino, bensì un effettivo interesse generale[26]. La regionalizzazione della Sanità sta sfuggendo al controllo dello Stato con possibili conseguenze su tutti gli Italiani. Anche se oggi sembra una situazione mai avvenuta, infatti, non va dimenticato che per un lunghissimo periodo durato due anni, il tema della sicurezza dello Stato, dipendente dall'impatto di un virus

10,96 miliardi. «L'aumento della migrazione sanitaria ha effetti economici devastanti non solo sulle famiglie, ma anche sui bilanci delle Regioni del Mezzogiorno, che risultano ulteriormente impoverite». *Ibidem*.

[26] «La Repubblica tutela la salute come fondamentale diritto dell'individuo e interesse della collettività», Costituzione della Repubblica Italiana, art. 32.

sul nostro SSN, è stato caratterizzato da bollettini quotidiani che ricordavano nelle cifre dei caduti quelli di guerra.

Un crescendo continuo di Decreti del Presidente del Consiglio dei Ministri (DPCM), reiterate dichiarazioni dello stato di emergenza, interventi della protezione civile, dispositivi di protezione introvabili, chiusura delle scuole, quarantene, *lockdown*, chiusura delle attività commerciali, paura, rallentamento dell'economia di cui ancora si subiscono le conseguenze.

Se prima della controriforma dettata dalla Legge 502/1992 i medici avevano mantenuto un sufficiente controllo tecnico grazie a una disposizione normativa della Legge 833/78 istituente il SSN che prevedeva «l'autonomia tecnico-funzionale dei servizi dell'unità sanitaria locale, il loro coordinamento e la partecipazione degli operatori, anche mediante l'istituzione di specifici organi di consultazione tecnica[27],» con la Legge 502 questi aspetti venivano completamente a mancare.

E anche se la Legge 10 agosto 2000, n.251 aveva individuato i medici come figura dirigente, in ragione della loro professionalità, la possibilità da parte loro di incidere sulle scelte sanitarie della propria azienda è risultata praticamente nulla. La salute come bulloni. Questo, sinteticamente, il giudizio che la classe medica ospedaliera potrebbe dare degli ultimi trent'anni di gestione aziendalista della salute.

Se questo il giudizio a posteriori, quali furono nei primi anni del terzo millennio le reazioni dei camici bianchi? Si resero conto di dove si stava andando? Cosa pensavano? Reagirono? La risposta è purtroppo sconfortante. In corsia le riforme Bindi e del Titolo V della Costituzione furono avvertite minimamente.

---

[27] Legge 833/78, art. 15.

DIARIO MEDICO. LAVORARE E TACERE

Un tempo, quando la diagnosi di una malattia risultava difficile, o complessa agli occhi del medico di famiglia, il ricorso all'ospedale era spesso l'unica soluzione. Sul sito del Ministero della Salute è possibile leggere la nota che segue:
«I principi guida del Servizio Sanitario Nazionale prevedono l'unitarietà dei livelli di assistenza su tutto il territorio e l'equità d'accesso ai servizi per tutti i cittadini; tuttavia, i mutamenti socio-economici ed epidemiologici influenzano i servizi sanitari, condizionandone le priorità, gli obiettivi strategici e la modalità stessa di erogazione delle prestazioni sanitarie. I progressi compiuti nell'ultimo decennio in campo tecnologico e assistenziale hanno incrementato il livello qualitativo degli interventi diagnostico-terapeutici ma hanno contemporaneamente evidenziato l'esigenza di razionalizzazione del sistema sanitario, rafforzando la consapevolezza che il modello di cure centrato sugli ospedali è destinato ad evolvere verso un sistema assistenziale dinamico, integrato con la rete dei servizi territoriali».
Tradotto per i non-medici: l'ospedale non può più essere una soluzione al problema di una diagnosi complessa. Come dire che tutto, quindi, è rimpallato a livello del medico di base e dei servizi territoriali che, come tutti hanno recentemente sperimentato, sono insufficienti. Le richieste di esami di laboratorio, strumentali e le consulenze specialistiche sono estremamente difficili da raggiungere, richiedono tempi lunghissimi e spesso non sono coordinabili fra di loro. La faccenda, a livello pediatrico, comporta pertanto perdite di ore di lavoro da parte dei genitori, livelli di ansia familiari notevoli, ricorso a strutture private per chi se lo può permettere, mentre per la maggioranza dei cittadini l'unica carta spendibile rimane invece l'accesso al pronto soccorso. I ricoveri ordinari, secondo le disposizioni legislative, erano e sono pertanto limitati ai pazienti acuti e questa

acuzie doveva essere economicamente significativa, cioè afferente a un DRG il cui rimborso coprisse le spese di tutto il periodo della degenza. In pediatria questo escamotage era spesso perdente. Per non ricorrere al falso, tuttavia, ci si doveva aggiustare. Nel caso, per esempio, di un bambino di mesi undici, ricoverato per la presenza di 40° C di febbre dovuta a un'otite acuta di origine batterica, se nella scheda di dimissione veniva posta come diagnosi principale quella di otite acuta, poiché detta patologia afferisce al DRG 70, il riconoscimento corrisposto dalla Regione all'azienda sanitaria era pari a zero. Era pertanto necessario codificare nella SDO come prima diagnosi la febbre, diagnosi estremamente aspecifica, ma salvifica dal punto di vista economico. Inoltre, se detta SDO era successivamente sottoposta al cosiddetto controllo di terzo livello, la giustificazione da proporre consisteva nel dichiarare che il ricovero fosse stato deciso come urgente dal pronto soccorso. Il fatto poi di un bambino in iperpiressia, polipnoico, di età inferiore all'anno, con un aspetto settico per il quale sarebbe stata necessaria una terapia antibiotica somministrata per via endovenosa, tale corteo sintomatologico e terapeutico trova poco spazio nel sistema dei DRG. In corsia, pertanto, va evidenziato come dal 1992 accedessero solo le urgenze, reali o burocraticamente giustificate che fossero. Per altre necessità, quali per esempio quella di raggiungere, o escludere, una diagnosi, il ricovero ordinario era da evitare. Per venire comunque incontro a tali esigenze, per alcuni anni, successivi alle controriforme del 1992 e del 1999, i pediatri ospedalieri hanno cercato di dare una risposta sufficientemente valida organizzando ricoveri di una giornata in Day Hospital. Uno sforzo notevole, giacché, supposta una diagnosi possibile, essi cercavano di compattare in un'unica giornata gli esami laboratoristici e radiologici necessari, accordandosi con i consulenti specialisti per ottenere il loro parere durante le ore di degenza del Day Hospital stesso. Una possibilità fondamentale per i soggetti af-

fetti da malattia cronica all'esordio, come pure nelle fasi successive. Sempre nel caso della realtà pediatrica va inoltre evidenziato come l'eseguire anche un semplice prelievo ematologico, o una radiografia o una TAC, richieda tempo e organizzazione. Prelevare il sangue a un bambino (di per sé poco o affatto collaborativo), non è come lavorare con un adulto. Occorrono quindi sia tempo, sia personale, ossia due variabili non riconosciute dal sistema del DRG, ma che nella necessità di aiutare quel piccolo paziente e la sua famiglia, ai medici ospedalieri sembrava una soluzione ragionevole circa il quesito diagnostico posto dal pediatra di libera scelta.
Purtroppo, in Piemonte, verso la fine degli anni Dieci, questa possibilità fu assai ostacolata poiché il DRG non copriva i costi per questo tipo di Day Hospital. Restavano in vigore solo i Day Hospital cosiddetti terapeutici, mentre per tutti gli altri, in caso di un controllo regionale, era necessario produrre una relazione a giustificazione del ricovero. Avere compassione di un malato, di una famiglia, di un caso sociale, nel senso di emozionarsi insieme all'altro, provando un sentimento per il quale si percepisce la sofferenza altrui desiderando di alleviarla, era pertanto diventato un valore che lo Stato limitava invece di incentivare con orgoglio.
Ma ribellarsi non era facile. All'interno delle aziende sanitarie vige, infatti, quella che si può definire la piramide del silenzio. A ogni direttore generale, nominato come è noto dai partiti che governano le politiche regionali, sono affidati due compiti: il primo, quello di far quadrare il bilancio, indipendentemente dalla qualità delle cure; il secondo, tacitare la protesta dei propri dipendenti, direttore sanitario e amministrativo compresi. I quali, a loro volta, devono contenere le lamentele dei capi dipartimento e dei direttori di struttura complessa. E così a seguire, fino all'ultimo operatore sanitario previsto nella scala gerarchica. Lavorare e tacere erano le uniche cose permesse.

Maurizio Cremonte e Riccardo Lera

L'Ospedale Infantile aveva strutturato, grazie a una donazione, un ambulatorio odontoiatrico per bambini e disabili che funzionava egregiamente ed era un riferimento nel panorama del Basso Piemonte. Causa lavori di manutenzione, l'ambulatorio venne temporaneamente sospeso con la promessa di riattivarlo il più presto possibile. Nonostante le reiterate sollecitazioni successive alla fine dei lavori, l'ambulatorio non ripartiva poiché pareva mancassero alcuni non meglio precisati allacciamenti. Su sollecitazione dei pazienti e in qualità di Presidente dell'associazione che aveva donato i fondi per costituire l'ambulatorio stesso (l'AVOI), mi adoperai invano con la direzione ospedaliera, minacciando di rivolgermi alla stampa locale. Cosa che feci, col risultato che il presidio riaprì in quindici giorni e io ricevetti una lettera di biasimo, che preannunciava sanzioni disciplinari, peraltro mai attuate. Devo riconoscere, infatti, che quei vertici aziendali non erano tra i peggiori che io ricordi. Sia da parte dei direttori di struttura, sia della dirigenza aziendale, posso dire che sia sempre stata applicata una certa tolleranza, mista a condivisione per le finalità positive adottate nei confronti esclusivi dei pazienti. Cosa difficilmente ottenibile nelle strutture private.

Maurizio Cremonte

2.8 Sommersi e salvati

Nel disastro della Sanità pubblica italiana sono stati davvero pochi i medici che, professionalmente, sono rimasti indenni dagli stravolgimenti legislativi susseguitisi negli anni.

Si tratta dei medici convenzionati specialisti ambulatoriali, i quali beneficiano di molti dei vantaggi tipici di un lavoro dipendente quali le ferie, la tutela della malattia e della gravidanza, un orario settimanale definito e quasi mai comprendente festivi e prefestivi. Inoltre, fortunatamente per loro, non devono rispondere ad alcun primario e sono molto ben remunerati: il tutto li rende relativamente poco soggetti a logiche aziendalistiche volte al contenimento esclusivo della spesa. Questo il motivo per cui, a differenza degli altri colleghi, nella maggioranza dei casi non hanno trovato una particolare motivazione per cessare la propria attività.

Per gli altri medici, le carenze note anche alla popolazione generale derivano dal combinato disposto di minori entrate (frutto di mancata programmazione e mancanza di finanziamenti) e di maggiori uscite, suddivise in fughe all'estero, pensionamenti e prepensionamenti, licenziamenti, invalidità/inabilità al lavoro. La differenza si può dedurre dalla lettura del numero dei pensionamenti/licenziamenti[28]. Altrettanto

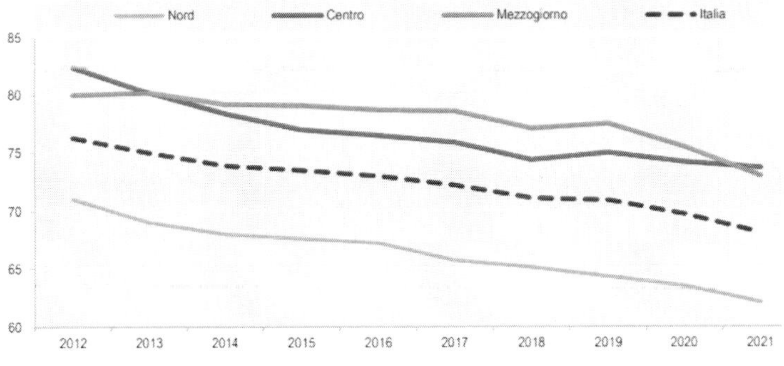

Figura 2.3 – Medici di medicina generale x 100mila abitanti in Italia Trend 2012-2021 («SID», n.2, febbraio 2024)

[28] Secondo uno studio ANAAO Assomed, dal 2019 al 2021 ottomila camici bianchi hanno abbandonato l'ospedale per dimissioni volontarie e scadenza del contratto a tempo determinato e 12.645 per pensionamenti, decessi e invalidità al 100%: Palermo, C., Rivetti, C., Di Silverio, P., Troise,

Tabella 2.1 – Pensionamenti-licenziamenti anni 2019-2021 («Quotidiano Sanità», 21 aprile 2022)

Anno	Pensionamenti*	Licenziamenti**	Dati
2019	4598	3123	CAT
2020	4426	2075	Onaosi
2021	3621	2886	Onaosi

** Uscite per pensione, decessi, invalidità 100%*
*** Uscite per dimissioni volontarie, termine contratto TD*

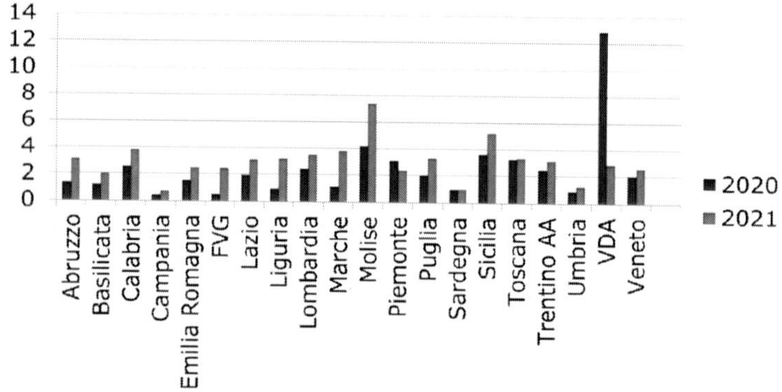

Figura 2.4 – Percentuale dei licenziamenti sul totale dei medici del SSN nelle singole regioni o province autonome anni 2019-2021 («Quotidiano Sanità», 21 aprile 2022)

preoccupanti rimangono i dati riguardati i medici di medicina generale[29].

C. *La grande fuga dagli ospedali del Ssn*. «Quotidiano Sanità», 21 aprile 2022.

[29] Secondo il bollettino FIMMG Puglia, in cinque anni, dal 2016 al 2021, i MMG sono diminuiti da 44.436 a 40.769, lasciando molti pazienti privi del proprio medico di fiducia. Redazione. *La "grande fuga" dei medici: in centomila pronti ad abbandonare il SSN nei prossimi 5 anni*. FIMMG Bari, 6 dicembre 2022.

CAPITOLO TRE

Lacci e lacciuoli

3.1 I tagli progressivi. I perché di un'attesa infinita

È esperienza comune a molti il recarsi dal proprio medico di medicina generale per la comparsa di qualche sintomo più o meno preoccupante. Se è vero, infatti, che negli ultimi cento anni la Medicina ha fatto passi da gigante, garantendo certamente più salute, è vero anche che aumentandone la complessità spesso l'ipotesi diagnostica emessa in prima istanza debba essere confermata dallo specialista, o richieda il ricorso alla cosiddetta diagnostica per immagini, strumentale e di laboratorio. A questo punto, dovendo ricorrere a quanto offerto dal SSN, si spalancano le porte di un dramma che prende il nome di lista di attesa.

Per sapere dove e quando si potrà usufruire dell'approfondimento richiesto, infatti, è necessario contattare, ove esista, telefonicamente oppure online il Centro Unificato di Prenotazione (CUP) regionale, recentemente istituito allo scopo di evadere più in fretta le richieste provenienti dalla Medicina territoriale di primo livello. Capita però con grande frequenza che la prestazione richiesta dal medico di base possa avere luogo dopo moltissimo tempo, anche mesi, e, quel che è peggio, presso strutture sanitarie dislocate in tutta la regione, distanti anche centinaia di chilometri da casa.

Oltre a questa difficoltà, il problema principale che comporta questo tipo di organizzazione consiste nell'interruzione di un iter diagnostico fondato sulla fiducia e sulla conoscenza reciproca fra colleghi. Un tempo, infatti, il vecchio medico di famiglia indicava direttamente al proprio paziente il collega cui rivolgersi, spesso contattandolo di persona, affinché la sua diagnosi potesse essere confermata senza ombra di dubbio, oppure esclusa con certezza. Oggi, invece, lo specialista assegnato è sempre più spesso uno sconosciuto, con la conseguenza che il canale esistente fra il cosiddetto medico inviante e lo specialista non c'è più.

Per quanto riguarda le liste di attesa, c'è da chiedersi invece da dove siano stati attinti i dati riportati con grande enfasi dai media. Sono reali? Fotografano correttamente la situazione esistente? Le risposte dovrebbero arrivare grazie al Piano Nazionale di Governo delle Liste d'Attesa (PNGLA)[1]. Tuttavia, per carenze organizzative e difformità regionali, il Ministero della Salute ha avuto difficoltà a pubblicare i risultati del monitoraggio previsto dal piano stesso. Affinché le liste siano trasparenti è infatti fondamentale l'esistenza di siti web regionali, in grado di fornire al cittadino dati in costante aggiornamento[2].

---

[1] Ministero della Salute, Piano Nazionale Governo Liste di Attesa 2019/21 www.salute.gov.it/portale/listeAttesa/dettaglioContenutiListeAttesa.jsp?lingua=italiano&id=6286&area=listeAttesa&menu=vuoto, approvato con l'Intesa Stato-Regioni del 28 ottobre 2010, recentemente rimodulato dal PNGLA 2019/21

[2] I siti regionali nel 2019 risultavano estremamente variegati: portale unico interattivo, ovvero un sito web, accessibile pubblicamente senza autenticazione dell'utente, in cui erano presenti le informazioni relative ai tempi di

Detto strumento si sta dimostrando tuttavia in graduale miglioramento grazie all'impegno di alcune Amministrazioni regionali, che si sono dotate di un portale dedicato e trasparente; purtroppo notevoli criticità risultano invece ancora presenti nell'Italia meridionale, ma non solo[3]. Sette sono infatti le regioni escluse dal monitoraggio: Basilicata, Campania e Lombardia perché non dispongono di un portale unico con i dati del monitoraggio *ex-ante*, ma rimandano ai siti delle singole aziende sanitarie. Abruzzo, Friuli-Venezia Giulia, Provincia autonoma di Trento e Sicilia in quanto, pur avendo un portale regionale unico, per il monitoraggio *ex-ante* riportano solo il dato storico[4].

Fatte tali premesse, si arriva al fulcro del problema, ossia la carenza del personale medico specialistico negli ospedali che, secondo quanto espresso dalle Società Scientifiche dei Clinici Ospedalieri e Universitari, assomma a circa 30.000 unità[5].

Per quanto riguarda la Regione Piemonte, la relativa pagina web assicura – in neretto – che: «i tempi di risposta del Ser-

---

attesa pubblicate dal sito della Regione; solo archivio storico, ovvero un database dei tempi di attesa fornito dal sito della Regione; solo link ai siti delle aziende sanitarie, ovvero l'inserimento sul sito della Regione dei siti delle singole aziende sanitarie, senza effettuare alcuna aggregazione dei dati; nessuna rendicontazione pubblica dei tempi di attesa sul sito della Regione (Fonte: Fondazione GIMBE, Report n. 4 2019).

[3] Provincia autonoma di Bolzano, Puglia, Toscana, Umbria, Valle d'Aosta e Veneto sono le sei regioni in testa alla classifica della trasparenza in base a tutti gli indicatori presi in considerazione (dati aggregati e delle singole Asl, numero prestazioni monitorate, tempo di attesa medio o mediano, classe di priorità, confronto tra le aziende sanitarie). *Gimbe, solo 6 Regioni promosse per trasparenza sulle liste di attesa.* ANSA, 19 settembre 2024.

[4] *Ibidem.*

[5] *Allarme delle Società Scientifiche dei Clinici Ospedalieri e Universitari: Mancano 30mila medici e 100mila posti letto. Meloni intervenga.* «Quotidiano Sanità», 25 maggio 2023.

vizio Sanitario Regionale alle richieste di visite specialistiche o prestazioni diagnostiche sono monitorati costantemente e sono oggetto di report semestrali, sia per quelle erogate dalle strutture pubbliche, sia da quelle accreditate che operano in convenzione per conto del SSR»[6]. Sempre dal sito regionale piemontese, si apprende inoltre che: «per ogni prestazione e per ogni Azienda Sanitaria Locale o Azienda Ospedaliera, il cittadino può conoscere:

- il numero delle prestazioni: quante visite o esami specialistici sono stati eseguiti nello stesso arco di tempo;
- quante prestazioni sono state erogate in determinati intervalli di tempo: entro 72 ore, 10 giorni, 30 giorni, 60 giorni e oltre 60 giorni dalla data di prenotazione».

Mentre la prima informazione non è motivo di particolare interesse, la seconda ricorda invece che la prescrizione rilasciata al paziente da parte del medico di medicina generale deve indicare la tempistica entro la quale la prestazione sanitaria debba essere erogata. Ciò che però la Regione Piemonte, in questo caso, non dice è che i codici attestanti l'urgenza a volte non vengono accettati per difficoltà organizzative[7].

[6] Servizio Sanitario Regionale, Regione Piemonte.

[7] Ad aprile 2023, nel corso di una interrogazione consiliare, l'Assessore piemontese alla Sanità Luigi Icardi ha riferito una riduzione dei tempi di attesa a un livello addirittura più basso del 2019, ossia prima della pandemia Covid-19. Un'affermazione positiva, ma che verosimilmente non tiene conto del fatto che, considerati i tempi sempre più lunghi di attesa, molti cittadini si rivolgono al settore privato. Senza contare i tanti che, purtroppo, rinunciano alle cure per motivi economici. Un dubbio avallato, peraltro, anche dalla Fondazione GIMBE: «La crisi di sostenibilità del SSN sta raggiungendo il punto di non ritorno tra l'indifferenza di tutti

3.2 I medici specializzandi: un pasticcio tutto italiano

Va detto subito che i media si interessarono solo parzialmente dell'arrivo di un Decreto Legislativo, il 257/91, che a tutt'oggi impatta fortemente sulla Sanità e sul diritto alla salute di tutti i cittadini. Nessuno, infatti, percepì come quella legge, tardiva ma corretta, una volta applicata avrebbe creato seri problemi nel tempo, modificando l'assetto delle scuole di specializzazione allora vigente, che in Italia prevedevano all'incirca centocinquanta specialità, contro le quarantotto previste dalla normativa europea. Un altro tipico caso tutto italiano, questo, di moltiplicazione delle poltrone inteso ad aumentare le cattedre universitarie.

Per comprendere meglio la situazione, occorre però fare un passo indietro fino al 26 gennaio 1982, quando l'allora Consiglio della Comunità Economica Europea emanò la Direttiva n. 76, a modifica della precedente (362/75), sulla base della quale gli specializzandi dovevano essere occupati tutto l'anno a tempo pieno, con orario settimanale pari a quello di un medico ospedaliero. Tale direttiva disponeva inoltre il reciproco riconoscimento dei diplomi conseguiti in ambito medico e,

---

i Governi che negli ultimi quindici anni, oltre a tagliare o non investire in sanità, sono stati incapaci di attuare riforme coraggiose per garantire il diritto alla tutela della salute. Il risultato è che oggi i pazienti vivono le conseguenze di un SSN ormai in codice rosso per la coesistenza di varie malattie: imponente sottofinanziamento, carenza di personale per assenza di investimenti, mancata programmazione e crescente demotivazione, incapacità di ridurre le diseguaglianze, modelli organizzativi obsoleti e inesorabile avanzata del privato. Un SSN gravemente malato che costringe i pazienti ad attese infinite, migrazione sanitaria, spese ingenti, sino alla rinuncia alle cure» (Nino Cartabellotta, Presidente GIMBE. Intervista Ansa del 28 marzo 2023).

soprattutto, il diritto al trattamento economico durante il periodo di formazione[8].

Sempre agli specializzandi competevano trenta giorni di assenza cosiddetta giustificata, intesa come sinonimo di ferie, ma non il riconoscimento delle assenze per malattia, gravidanza e servizio militare obbligatorio di leva. Per questi giovani medici vigeva inoltre l'assoluto divieto di lavorare altrove, libera professione compresa[9].

Un obbligo, quello relativo alla retribuzione, che nel nostro Paese fu quasi del tutto disatteso in quanto recepito e convertito in legge dello Stato soltanto nel 1991. Il problema che si pose a quel punto fu però la mancanza delle relative risorse economiche da parte dell'allora Ministero dell'Università e della Ricerca scientifica (l'attuale MIUR). Conseguenza di ciò fu la drastica riduzione dei posti in specialità, cui gli atenei furono costretti a ricorrere per far quadrare i propri bilanci, resa possibile dall'applicazione dell'articolo 2 del decreto, che delegava loro le modalità di selezione per l'ammissione ai corsi[10].

[8] Gli articoli più interessanti di questa legge sono l'articolo 6 e l'articolo 2. Con il sesto, infatti, pur negando al medico neolaureato un rapporto di lavoro vero e proprio (il comma 3 dell'articolo 4 lo vieta espressamente), viene riconosciuta una borsa di studio pari, per l'anno 1991, a 21.500.000 lire lorde (pari agli attuali 11.103,82 euro lordi), da rideterminarsi ogni tre anni a seconda del tasso d'inflazione.

[9] Va precisato che la frequenza presso le scuole di specializzazione sino ai primi anni Ottanta non era obbligatoria, quindi molto spesso gli specializzandi avevano già un lavoro retribuito. Ciò spiega perché, sino al 1991, ogni università aveva una discreta libertà nell'indicare il numero di specialisti da formare per ogni branca in quanto non vincolata al budget relativo alla loro retribuzione.

[10] «È determinato, ogni tre anni, il numero degli specialisti del Paese da formare sulla base delle esigenze del Paese, [...] il numero degli specialisti sarà determinato tenuto conto delle capacità ricettive delle strutture uni-

Una decisione presa oltre trent'anni fa, ma comportante un costo altissimo che i cittadini sono chiamati a pagare oggi, a causa del numero sempre inferiore di specialisti che, in tutta Italia, è stato la conseguenza di tale politica[11].

Ricapitolando: disattesa la normativa europea del 1982, per dieci anni la formazione di medici specialisti nel nostro Paese è continuata come se nulla fosse, in quanto le università potevano avvalersi di un'enorme quantità di specializzandi senza retribuirli[12].

---

versitarie e di quelle convenzionate con le università (d. lgs. 275/91 art. 2).

[11] A titolo meramente esemplificativo, si rileva come le due scuole di specializzazione in Pediatria dell'Università di Genova specializzarono, nel 1986, quarantotto nuovi pediatri, mentre tra il 2000 e il 2010 i nuovi specialisti furono meno di dieci all'anno. Una situazione contabile che avrebbe potuto consentire un'assai facile previsione sul fatto che, così operando, il naturale *turnover* degli specialisti dovuto all'età e ai pensionamenti non sarebbe stato garantito.

[12] Fattispecie che, unita alla mancata corresponsione delle borse di studio, com'è facile immaginare provocò forti proteste da parte degli specializzandi: «da febbraio non vedono una lira, e temono di non essere pagati per il resto del loro periodo di studio-lavoro: sono i medici specializzandi presso la facoltà torinese di Medicina e Chirurgia. In città sono 84 i giovani neolaureati in queste condizioni, e 34 di costoro si sono rivolti al nostro giornale. "Da quest'anno, per adeguamento alle normative CEE", affermano, "è in vigore una legge (la n. 257) in base alla quale il medico specializzando deve frequentare in reparti universitari con un orario almeno pari a quello di un assistente a tempo pieno (38,5 ore per settimana); non ha diritto, al contrario dell'assistente, a ferie o a giorni di malattia, ma solamente a 30 giorni di assenza giustificata in un anno accademico (comprensivi di ferie, malattia, problemi familiari). Gli specializzandi non possono esercitare alcuna attività lavorativa, né pubblica né privata, al di fuori delle mura ospedaliere e vengono retribuiti con una borsa di studio annuale; [...] non sono in grado di darci indicazioni precise circa il nostro pagamento. Inoltre non siamo riconosciuti in alcun modo dalle direzioni sanitarie degli ospedali in cui lavoriamo (a molti di noi, per esempio, non sono concessi i buoni-mensa). Alle nostre proteste il Ministro De Lorenzo, personalmente interpellato, ha

Sotto la spinta della normativa europea, però, questo stato di cose, durato dal 1982 al 1991, terminò. In assenza di fondi, oltre che di programmazione, le scuole di specializzazione ridussero il numero annuale dei posti disponibili, motivo per cui a vent'anni di distanza l'Italia non è oggi in grado di ricoprire le carenze professionali determinate dai pensionamenti. Una situazione che nel tempo si è aggravata in ogni ambito. Dalle direzioni generali della Sanità pubblica, infatti, le parole d'ordine sono state: ottimizzazione, contenimento della spesa, riduzione dei posti letto, *mission* aziendale, efficienza ed efficacia; segno evidente di una politica andata in corto circuito.

Laddove si sarebbero potute effettivamente ottimizzare le risorse, per esempio, si è invece assistito a lotte fra Regioni, Comuni, o enti locali intese a mantenere realtà sanitarie obsolete. Infatti, una revisione razionale e non meramente clientelare della rete ospedaliera e dei servizi territoriali, frutto di un'aziendalizzazione forzata, avrebbe evitato conflittualità e sovrapposizioni

---

risposto che dobbiamo ritenerci fortunati ad aver già sostenuto il concorso per l'ammissione alle scuole di specialità, poiché in altre regioni d'Italia non è ancora stato effettuato, e che comunque siamo in Italia, e non si può pretendere che al primo anno la legge venga applicata tempestivamente! [La legge di adeguamento alle norme CEE è del dicembre 1990, ed il decreto attuativo è dell'agosto '91 NdA]. Da parte universitaria", concludono, "ci sono state date risposte vaghe e discordanti. Ci chiediamo se sia giusto, dopo 6 anni di università, dover dipendere (e gravare) ancora in tutto dalla propria famiglia. La borsa di studio è annuale e per l'anno 1991, è stata fissata in 21 milioni e 500 mila lire. Questi soldi dovrebbero essere corrisposti in rate bimestrali posticipate". E qui arriva la nota dolente: "Sono passati ormai quattro mesi dall'iscrizione alle scuole di specialità. Tutti" - lamentano i medici neolaureati - "stiamo frequentando regolarmente e a tempo pieno i reparti, svolgendo le mansioni che ci sono state assegnate. Chi di noi lavorava ha dovuto rinunciare al lavoro che svolgeva. A tutt'oggi però non abbiamo ricevuto neanche una lira"». «La Stampa», sabato 18 aprile 1992.

di competenze tra le diverse aziende sanitarie insite sullo stesso territorio. In aggiunta a tutto questo, per anni, non potendosi più superare l'assegnazione di spesa relativa al personale, sono scomparsi i concorsi per l'assunzione a tempo indeterminato[13].

Si poteva pertanto assumere un medico ogni due pensionamenti, con la conseguenza che a seguito della mancanza di nuovi specialisti e in virtù del blocco delle assunzioni fu ben presto impossibile garantire i turni nei reparti.

Per rimediare, le aziende sanitarie pensarono di ricorrere a una figura particolare: il cosiddetto gettonista, ossia il «medico che presta la propria opera su chiamata delle strutture sanitarie pubbliche e viene remunerato in proporzione alle presenze»[14]. La definizione è calzante ma non esaustiva. Per rendere meglio l'idea, basti infatti pensare che un nuovo medico strutturato e assunto, per esempio, in un ospedale del SSN, guadagna all'incirca 2.700 euro netti al mese, prestando servizio per almeno 25/26 turni mensili, oltre ai fine settimana e alle festività previste. Inoltre, non essendo sempre garantita la remunerazione del lavoro straordinario, le ore svolte dal professionista oltre il normale orario di servizio dovrebbero essere recuperate, sempre che le carenze organiche non lo impediscano. Infine, il medico è soggetto a turni di reperibilità in caso di urgenza, con grave condizionamento della propria vita privata.

Viceversa, un medico gettonista, non essendo assunto, è esente dal superare un concorso pubblico e fattura le proprie prestazioni ad almeno 1.200 (!) euro per turno, di norma tassati al solo 15%[15]. Interi pronto soccorso (o DEA) e reparti fun-

[13] D. lgs. 98/2011 art. 17, comma 3. Convertito in Legge 111/2011.

[14] Enciclopedia Italiana Treccani. Edizione online.

[15] Secondo quanto riportato all'interno di siti ospedalieri a carattere riservato, resi pubblici da illecite operazioni di hackeraggio ai sistemi informatici

zionano grazie a questa categoria di professionisti ed esistono apposite cooperative che garantiscono prestazioni per qualsiasi tipo di specialità.

In queste condizioni è facile comprendere come le direttive e i protocolli coordinati da un responsabile di reparto possano essere spesso inapplicati per mancata conoscenza; creare un *team* diventa difficile, una squadra in delicati settori chirurgici quasi impossibile; un problema insorto può non essere affrontato, bensì rimandato al turno successivo.

Il perché le aziende spendano cifre simili, invece di bandire nuovi concorsi, è semplice. Contabilmente parlando, infatti, le spese per remunerare il medico a gettone non rientrano a bilancio nel capitolo relativo al personale, bensì in quello dei beni e servizi. La legge in tal modo è rispettata, in quanto, pur spendendo cifre elevatissime, le aziende sanitarie non superano il budget assegnato dalla Regione per il personale. La situazione sopra descritta, ovviamente identica, si ha anche per il personale infermieristico dove il quadro è persino peggiore. Gli infermieri, infatti, sono considerati intercambiabili indipendentemente dal reparto nel quale hanno prestato servizio per più tempo, formandosi professionalmente.

Recentemente è stato deciso, con il cosiddetto Decreto Calabria, che è possibile superare il budget relativo alle spese per il personale entro la percentuale del 5% rispetto all'anno precedente[16]. Sono così ricomparsi i concorsi, che però vanno deserti.

---

di alcune AASS (quella di Alessandria tra queste), nel corso dell'inverno 2023, sembrerebbero essere stati stipulati contratti che, se confermati, prevedevano pacchetti da dodici turni, pagati fino a 36.000 euro ognuno.

[16] D. lgs. 30 aprile 2019, n. 35 articolo 11 (in Gazzetta Ufficiale - Serie generale - n. 101 del 2 maggio 2019), coordinato con la legge di conversione 25 giugno 2019, n. 60 (in questa stessa Gazzetta Ufficiale alla pag. 1), recante «misure emergenziali per il servizio sanitario della Regione Calabria e altre

Di fronte alle attuali prospettive di vita, di lavoro ed economiche, infatti, molti dei nuovi specialisti preferiscono prestare la propria opera a chiamata rispetto all'assunzione nel SSN. Va poi aggiunto che questi professionisti a gettone non hanno vincoli per la libera professione, facendo sì che l'offerta pubblica si riduca sempre di più in favore di quella privata.

DIARIO MEDICO. 29 LUGLIO 2010: IL GIORNO NERO DELLA SANITÀ PIEMONTESE

La non comprimibilità dei costi, sempre crescenti nella Sanità, i tagli orizzontali voluti dalla classe politica e l'inadeguatezza degli organi dirigenti, avevano portato lo Stato a intervenire, commissariando di fatto la gestione della salute nella Regione Piemonte[17].
Purtroppo ci si era arrivati. Il meccanismo per il quale lo Stato deve intervenire va spiegato. Con la Legge costituzionale 3/2001 è stata introdotta la possibilità di concedere alle Regioni a statuto ordinario quelle forme e condizioni particolari di autonomia proprie delle Regioni a statuto speciale[18]. Tuttavia, detta legge di revisione costituzionale non ha sancito un federalismo vero e proprio, ma ha comportato una forte attenuazione del sistema legislativo e amministrativo centrale, consentendo così una maggiore autonomia

misure urgenti in materia sanitaria».
[17] Negli anni sono state commissariate le seguenti Regioni: Lazio, 28 febbraio 2007; Abruzzo, 6 marzo 2007; Liguria, 6 marzo 2007; Campania, 13 marzo 2007; Molise, 27 marzo 2007; Sicilia, 31 luglio 2007; Sardegna, 31 luglio 2007; Calabria,17 dicembre 2009; Piemonte, 29 luglio 2010; Puglia, 29 novembre 2010.
[18] Legge Costituzionale n. 3 del 18 ottobre 2001, articolo 116, terzo comma.

delle Regioni[19] per quanto riguarda la capacità di spesa su alcune materie, fra le quali la più importante è indubbiamente quella sanitaria[20].Ma, in assenza di equilibrio economico-finanziario, la legge prevede l'attuazione di piani di rientro che proseguano secondo programmi operativi di durata triennale[21].

---

[19] D'Amico, D. *Il commissariamento della sanità regionale*, «Diritto Amministrativo», Anno XV-n. 11, Novembre 2023

[20] Tuttavia, la Legge n. 833/1978 istituente il Servizio Sanitario Nazionale (SSN) e il diritto alla salute, di cui all'art. 32 della Costituzione, stabilisce che rientri negli inalienabili diritti sociali la determinazione dei livelli essenziali delle prestazioni garantite dallo Stato, secondo quanto previsto dall'articolo 117, comma 2, lett. M della Carta Costituzionale: «Tale quadro normativo consente di comprendere la ragione dell'intervento statale nella materia della gestione sanitaria dei singoli Servizi Sanitari Regionali (SSR) mediante la legge n. 311/2004, la quale, come si può notare, è cronologicamente poco successiva rispetto alla riforma del Titolo V della Costituzione, rendendo, così, chiaro l'intento dello Stato di monitorare con grande attenzione la gestione dei servizi sanitari affidata alle Regioni da parte della modifica della Carta fondamentale». *Ibidem*.

[21] «La legge 311/2004 (Finanziaria 2005) vincola l'accesso a una percentuale dei finanziamenti alla stipula di un accordo Stato-Regioni che impegna esplicitamente le regioni sul monitoraggio della spesa (trimestrale) e sull'equilibrio economico-finanziario. In caso di squilibrio, la Regione elabora un "programma operativo" di riorganizzazione, riqualificazione o potenziamento del Servizio Sanitario Regionale (SSR) di durata non superiore a 3 anni. I Ministri della Salute e dell'Economia e delle Finanze e la Regione concordano gli interventi necessari per il perseguimento dell'equilibrio economico nel rispetto dei livelli essenziali di assistenza (LEA). La sottoscrizione dell'accordo è condizione necessaria per l'attribuzione alla Regione del maggiore finanziamento. In mancanza di provvedimenti adeguati, il Governo diffida la Regione a provvedervi entro il successivo 30 aprile. Se la Regione non adempie, il Presidente della Regione assume il ruolo di commissario ad acta: approva il bilancio di esercizio consolidato del SSR, determina il disavanzo e adotta i necessari provvedimenti per il suo ripiano (in particolare, l'aumento dell'addizionale IRPEF e la maggiorazione dell'aliquota IRAP). Qualora neanche il commissario ad acta adotti i provvedimenti necessari, nella Regione in-

Le Regioni Liguria e Sardegna, più rapide rispetto alle altre, hanno concluso il loro piano di rientro al termine del primo triennio di vigenza 2007-2009[22]. Il Piemonte invece, a causa dei debiti accumulati negli anni in materia di Sanità, è uscito dal piano di rientro e dai conseguenti pesanti vincoli sulla propria autonomia decisionale, cui era stato costretto dal Governo, ben sei anni dopo.

3.3 L'informatizzazione

In un gruppo facebook privato, composto da soli medici, sono molteplici i *meme* rivolti dai giovani nei confronti dei vecchi *boomer*. I temi della canzonatura sono molteplici. Uno in particolare riguarda, non senza qualche ragione, le difficoltà di utilizzo delle apparecchiature informatiche.

Che fra le generazioni si instaurino notevoli differenze è un dato che si è sempre più accentuato, ed è palese quanto la rivoluzione digitale abbia ultimamente inciso in questa sorta di polarizzazione. Ma se da un lato l'affermarsi dell'informatizzazione ha indubbiamente portato molti benefici, dall'altro ha

teressata scattano dei meccanismi sanzionatori automatici imposti dallo Stato: (I) blocco automatico del *turnover* del personale del SSR fino al 31 dicembre del secondo anno successivo; (II) divieto di effettuare spese non obbligatorie; (III) aumento dell'addizionale IRPEF e dell'aliquota IRAP nella misura massima». Bordignon, M., Coretti, S. e Turati G. *I Piani di Rientro della sanità regionale: quali risultati finora?* Università Cattolica del Sacro Cuore, Osservatorio dei Conti Pubblici Italiani, 5 agosto 2019. Va detto che inizialmente si parlava semplicemente di programmi operativi poi non interamente adottati, ma che hanno fatto sì che, per molti anni, non sia stato più possibile assumere personale medico. In caso di una carenza d'organico, infatti, la Regione accettava solo i trasferimenti da un'azienda all'altra.

[22] *Ibidem*.

visto l'insorgere di parecchie criticità. L'inizio del processo di digitalizzazione è stato indubbiamente piacevole.

Qualsiasi medico non poteva non sorprendersi per i software di videoscrittura e di calcolo comparsi negli anni Ottanta e utilizzati sui primi hardware disponibili. Poi le scrivanie iniziarono a essere invase da software inerenti le varie branche della professione medica, utili nelle attività di diagnosi e cura e caricabili con i floppy disk da 5 pollici e un quarto, poi sostituiti da quelli da 3 pollici e mezzo.

Ma la vera rivoluzione arrivò con la nascita di internet e le sue infinite possibilità di pubblica piattaforma in rete. Un'esplosione tecnologica che ha visto l'abbandono progressivo della carta, al punto che non era più necessario consultare l'*index medicus,* un tempo indispensabile per gli aggiornamenti, in quanto indicizzava le riviste mediche. Adesso, infatti, provvedono *Medline* con *Pubmed* e molte altre analoghe pubblicazioni online, validate dalle Società Scientifiche, a indicare le ultime novità in letteratura.

Si svilupparono inoltre innumerevoli database, cartelle cliniche, programmi visualizzanti la diagnostica per immagini e in generale moltissimi programmi relativi alla diagnostica. Si assistette a una rivoluzione inimmaginabile solo fino a qualche anno prima: a cominciare dalla robotica applicata alla chirurgia generale e specialistica, dalla recente realtà virtuale, sino alla comparsa dell'intelligenza artificiale come ausilio nei processi diagnostico terapeutici e così via.

A fronte del raggiungimento di questi incredibili nuovi orizzonti, la rivoluzione digitale doveva però fare i conti con la lentezza atavica imperante all'interno della Pubblica Amministrazione e di conseguenza anche del SSN. Nonostante tutte queste novità, infatti, i medici erano ancora obbligati a utilizzare la vecchia cartella clinica cartacea con una conseguente inutile duplicazione dei tempi.

I problemi più importanti erano comunque altri, sintetizzabili in una sorta di nuova entità nosologica: la Babele dei dati. In assenza di un coordinamento nazionale, infatti, le Regioni operarono in ordine sparso e così fecero anche le singole aziende sanitarie, con la conseguenza che i software utilizzati, come pure alcuni programmi forniti dalle Regioni stesse, spesso non comunicavano fra loro[23]. Un qualsiasi operatore medico, durante la propria attività in corsia o in ambulatorio, era infatti costretto ad aprire contemporaneamente moltissime finestre digitali, concentrandosi più su quelle che sul paziente che aveva di fronte.

Questa mancanza di programmazione con conseguente frammentazione e scarsa interconnessione ha comportato, nell'ultimo decennio, sia per le singole aziende, sia per le Regioni e lo Stato centrale, la necessità, non sempre agevole, di uniformare e connettere tra loro i dati raccolti, con un dispendio di energie e di risorse economiche evitabile con una più oculata visione prospettica. Lo sviluppo di piattaforme interconnesse è sicuramente nel futuro un obiettivo da realizzarsi al fine di garantire la centralità del paziente, anche mediante lo sviluppo della cosiddetta telemedicina, ma pone in rilievo il problema della protezione dei dati e della fragilità di un sistema sempre più complesso.

Un discorso particolare riguarda il cosiddetto fascicolo elettronico[24], utilizzato nei primi mesi del 2024 solo dal 18%

[23] Ne sono un esempio i programmi di cartella clinica informatizzata spesso differenti anche in strutture limitrofe, la diagnostica radiologica e di laboratorio, i vari database regionali e nazionali sulle malattie rare e su altre patologie croniche.

[24] Punto unico di accesso che raccoglie dati e documenti digitali di tipo sanitario e sociosanitario generati da eventi clinici riguardanti l'assistito, riferiti a prestazioni erogate dal Servizio Sanitario Nazionale.

degli italiani. Negli stessi mesi «è stato utilizzato di media dal 96% dei medici di medicina generale e pediatri di libera scelta. Quanto alle Asl, ne ha fatto uso solo il 74% con grandi differenze a livello regionale: dallo 0% di utilizzo in Liguria al 100% in dieci Regioni (Lombardia, Molise, Bolzano, Trento, Piemonte, Puglia, Sardegna, Toscana, Valle d'Aosta e Veneto). Il Fse diventerà obbligatorio in tutte le Regioni entro il 2026»[25].

Anche alla luce di quest'ultima riflessione si afferma che solo grazie a una regia centralizzata, dotata di enormi risorse, in grado di coordinare Sanità pubblica e privata, sarà possibile farcela, e in tal senso l'occasione offerta dal PNRR è ineludibile.

> Attualmente, per un ospedaliero, la realtà delle cose è tuttavia disarmante. L'impressione è spesso quella di essere solo al servizio di hardware obsoleti, vecchi e lenti sui quali girano programmi discutibili. Il rapporto medico-paziente non ci guadagna perché il paziente vede che il medico ha solo occhi per quello schermo e alle sue rare domande risponde con ironia: «No dottore, gli esami non li ho, tanto ha tutto lei sul computer!» E al medico rimane solo tanta amarezza e la speranza che almeno sul prossimo tema dell'intelligenza artificiale non ci si faccia come al solito travolgere dagli eventi.
>
> *Riccardo Lera*

---

[25] Rodriguez, G. *Fascicolo sanitario elettronico.* «Quotidiano Sanità», 28 giugno 2024. Si ricorda qui che fino al 30 giugno 2025 sarà possibile per il cittadino opporsi al caricamento dei propri dati e dei documenti clinici precedenti il 19 maggio 2020.

3.4 I concorsi

Per molti decenni i vecchi primari, noti anche come i baroni, erano soliti promuovere concorsi spudoratamente pilotati, vinti spesso da candidati che avevano maggiori raccomandazioni, o erano conosciuti direttamente dal primario selezionatore. Una prassi che, avulsa completamente dal concetto di meritocrazia, ha portato talora all'assunzione (anche in posizioni chiave) di personaggi non sempre adeguatamente preparati sul versante professionale.

Tutto ciò, come si è detto, per quanto collegato il più delle volte a chi operava la selezione, comportava però anche aspetti positivi. Infatti, se il primario e la sua struttura avessero avuto una buona reputazione, non sarebbe stato loro interesse assumere professionisti di scarso rilievo; allo stesso tempo primario e staff erano attrattivi verso i giovani medici più preparati e maggiormente interessati ad apprendere.

Per evitare l'approccio clientelare fu tuttavia necessaria la correzione di rotta che ha portato a una graduale evoluzione della normativa, prevedendo concorsi pubblici per titoli ed esami[26]. Un sistema non del tutto immune, va detto, da ma-

[26] «Il 14 luglio 2023 è entrato in vigore il Dpr 16 giugno 2023, n. 82: questo decreto interviene sulla normativa concorsuale generale e, su precisa delega da parte dell'art. 3, comma 6, della legge 79/2022, effettua una profonda revisione del pregresso Dpr 487 del 1994. Da sempre sono presenti molti dubbi sull'applicabilità alla Sanità delle modifiche via via introdotte alla normativa concorsuale generale, in particolare quelle adottate durante lo stato di emergenza, perché per le aziende sanitarie vige un regime di specialità costituito dai Dpr 483/1997 (per la dirigenza) e 220/2001 (per il comparto). L'esclusione è ora sancita ufficialmente e in modo esplicito dall'art. 1, comma 6 di questo Dpr 82/2023, dove chiaramente si afferma che "Le disposizioni del presente regolamento non si applicano al reclutamento del personale del Servizio sanitario nazionale". Appurato questo punto fon-

nipolazioni e favoritismi, ma che scoraggia i ricorsi al TAR da parte dei candidati inidonei, non rientranti nella graduatoria, con la conseguente sospensiva delle assunzioni.

Dal punto di vista pratico e occupazionale, va poi precisato che la normativa in oggetto, peraltro modificata nel 2023 in considerazione della difficoltà di applicazione all'attuale SSN, risulta ancora farraginosa e non priva di lungaggini burocratiche, visto che nella migliore delle ipotesi bandire un concorso per personale sanitario a tempo indeterminato richiede dai tre ai sei mesi.

Senza contare, poi, che la procedura non permette di valutare, per esempio, le fondamentali capacità empatiche, o di lavoro in equipe del candidato vincitore.

> È pur vero che il direttore della struttura spesso presiede la commissione e quindi può avere voce in capitolo e che il nuovo arrivato è soggetto a una fase di prova di sei mesi che potrebbe non superare, ma questa eventualità risulta remota soprattutto in questo periodo che vede grave carenza di concorrenti. D'altronde molte Aziende Ospedaliere scoraggiano, o addirittura vietano, ai possibili concorrenti la frequenza volontaria per evitare la possibilità di influenzare il giudizio. È inoltre pur vero che molto spesso un nuovo direttore di struttura complessa si trova a lavorare con un'equipe costituita dai predecessori e che, a differenza di

---

damentale, resta in piedi un dato sconcertante: nella Sanità pubblica, da una parte i concorsi vanno deserti o non forniscono vincitori sufficienti e, dall'altra, si continua imperterriti a espletare le procedure di reclutamento seguendo le regole di due decreti vecchi e superati (quello per la dirigenza è di 26 anni fa e quello per il comparto di 22) che erano obsoleti già quando entrarono in vigore e oggi appaiono del tutto incapaci di rispondere alle esigenze della Sanità pubblica». "Sanità24", «Il Sole 24ore», 18 luglio 2023.

quanto succedeva in passato, risulta molto difficile acquisire nuovo personale.
Rimane il fatto che un primario debba essere messo in condizione di armonizzare e motivare il lavoro dei propri collaboratori, fermo restando le limitazioni imposte dalla normativa vigente e rese esecutive dalla direzione aziendale.

Maurizio Cremonte

Per quanto riguarda invece le modalità di assunzione dei direttori di struttura complessa (i vecchi primari), bisogna dire che con l'istituzione della dirigenza medica, fino a poco tempo fa, tale figura veniva assunta previa valutazione da parte di una commissione costituita da tre direttori di SC (struttura complessa) del curriculum del candidato con il profilo professionale messo a concorso, facendo inoltre espresso riferimento agli aspetti del governo clinico, manageriali e tecnico-scientifici riferiti alla struttura complessa presso cui il candidato dovrà operare.

A questo punto, però, interveniva una sorta di diritto di veto da parte della direzione generale, che poteva nominare per l'incarico previsto anche il secondo o il terzo candidato presente in graduatoria, motivando l'esclusione del primo o del secondo professionista. Una discrezionalità enorme delegata al direttore generale quindi, di cui a volte sfuggiva la motivazione, ma che è stata abolita recentemente dalla modifica della normativa vigente che ha introdotto, fra l'altro, disposizioni inerenti alle parità di genere e alla provenienza regionale dei membri delle commissioni esaminatrici[27]. All'apparenza una prassi più che corretta intesa a premiare il merito e a scoraggiare i favoritismi, ma che nella pratica non sempre sortisce tale risultato.

[27] Legge n.118 del 5 agosto 2022, art. 20, comma 1.

Con quale spirito il candidato di Struttura Complessa può presentarsi a un concorso in un'azienda in cui sa che la direzione generale non lo gradisce? Come potrebbe pensare di riuscire a lavorare in serenità avendo contro chi lo governa? Cosa potrebbe succedere alle riunioni di budget e di verifica, alla richiesta di personale e di attrezzature? Sono tutte domande, queste, che qualunque medico sensato si porrebbe; vanificano gli scopi della modifica di legge valida solo in teoria, ma che naufraga al confronto con la realtà. Se davvero si voleva scoraggiare la nomina di direttori non meritevoli, infatti, sarebbe forse stato più ragionevole legare i risultati (e quindi una parte dello stipendio) della direzione generale ai risultati clinici in termini di salute e benessere (per cui ci sono validi indicatori) e al gradimento del personale aziendale e dell'utenza e non solo al contenimento dei costi e al ligio rispetto dei diktat della partitocrazia.

Maurizio Cremonte

Analoghe considerazioni possono essere fatte per il personale infermieristico: bandire un concorso, normalmente con migliaia di concorrenti, richiede tempo ed energie immense. L'altissimo numero di partecipanti rende lunghissimo l'esame delle domande. L'organizzazione iniziale richiede mesi di lavoro (spesso appaltata a soggetti esterni all'azienda). Una procedura enorme, quindi, con la graduatoria degli idonei disponibile solo l'anno dopo e stilata sulla base di valutazioni nozionistiche, senza alcuna conoscenza umana e professionale. Un particolare non da poco, come sa bene chi è stato malato, o chi ha assistito un proprio congiunto, soprattutto quando riferito al personale infermieristico.

Per non parlare poi del fatto che una parte dei concorrenti, provenienti anche da regioni lontane dalla sede del concorso, desiderano spesso tornare al più presto vicino alla loro residenza. È pur vero che alcune aziende sanitarie obbligano a contratti in cui il contraente si impegna a rimanere per più anni, ma spesso l'escamotage non funziona; quindi quando un infermiere inizia a essere inserito a pieno titolo in un'equipe di un reparto vince un posto più vicino a casa e se ne va. Per non dire della cattiva abitudine di molte direzioni infermieristiche, già accennata in precedenza, di considerare gli infermieri numeri e non professionisti specializzati, trasferendoli, per esempio, a volte con preavvisi di pochi giorni, da un reparto all'altro indipendentemente dalla professionalità specialistica acquisita nel tempo. Con nessun rispetto per il benessere dell'operatore, generando scontento e frustrazione che si ripercuotono sull'utenza. Non sarebbe quindi più opportuno, oltre che avere più rispetto delle persone e della loro professionalità, riservare, come succedeva in passato, una consistente parte delle graduatorie ai diplomati delle scuole infermieristiche locali? Creando così una fidelizzazione del personale (e quindi una riduzione del turnover), permettendo una conoscenza de facto degli assunti (e quindi anche delle loro legittime aspirazioni e capacità professionali) e non da ultimo incentivando l'accesso a una professione in cui attualmente si registrano evidenti carenze.

Maurizio Cremonte

Si rileva, infine, come il recente attingere il personale da graduatorie regionali ormai datate non garantisca più alle aziende sanitarie nuove assunzioni, poiché i soggetti interessati sono più inclini a ricercare un'occupazione più comoda e/o meno stressante.

DIARIO MEDICO. APPARECCHIATURE OBSOLETE: GLI APPALTI

Sono entrato in forza all'ospedale infantile di Alessandria, in Piemonte, nei primi mesi del 1989: l'aria che si respirava allora era di assoluta serenità e libertà. In effetti l'ospedale era autonomo e godeva di una certa libertà di manovra, sia a livello di assunzioni (tutte decise dagli allora primari in base a conoscenza diretta e, nonostante questo, viste a posteriori, per la maggior parte positive e meritocratiche), sia a livello di spesa.

I "vecchi" raccontavano della facilità con cui il servizio economato, composto da una sola persona, raccoglieva le richieste dei vari reparti e, una volta valutata l'utilità con i responsabili, procedeva velocemente all'acquisto del presidio, o dell'apparecchiatura scelta. Con l'accorpamento degli ospedali cittadini di Alessandria dapprima con l'USL e successivamente nell'ASL (poi AO, Azienda Ospedaliera e ora AOU, Azienda Ospedaliera Universitaria), però, le cose cambiarono drasticamente a causa di complicazioni procedurali dovute a normative contorte e talora assurde[28]. I tempi si allungarono nettamente a prescindere dall'entità della cifra.

Nella maggior parte dei casi, infatti, per aggiudicare la fornitura era prevista una gara d'appalto le cui procedure comportavano spesso tempi di acquisizione infiniti. Ad aggravare la situazione, poi, erano i funzionari preposti, tutti in forza all'ospedale degli adulti, che non avevano alcuna confidenza con il materiale pediatrico. In conseguenza di ciò, qualsiasi tipo di acquisto, spesso, non teneva in alcuna considerazione la specificità del bambino né, tantomeno,

[28] Pescatore, G. *Gli appalti della sanità tra efficienza e concorrenza*, 16 maggio 2022, in «Relazione appalti sanità», https://www.giustizia-amministrativa.it/documents/20142/17556585/RELAZIONE+APPALTI+SANITA.docx/c0683209-3b32-9283-1cc2-5aa740f07a6c?t=1652691007000

veniva chiesto un parere di merito ad alcun responsabile clinico del pediatrico. Ricordo, per esempio, la disposizione che aboliva la fornitura di acqua minerale ai reparti, senza considerare che in quelli pediatrici questa serviva per la ricostituzione dei latti artificiali. Ancora più grave quando, per un certo periodo, fu impossibile avere in dotazione aghi per puntura lombare, o per prelievo ematico, che non fossero dei veri e propri pali impossibili da utilizzare sui pazienti più piccoli senza procurare loro danni e dolori.
Lo stesso accadeva per le apparecchiature più sofisticate, quando durante la preparazione del bando di gara a nessuno veniva in mente di specificare la compatibilità d'uso anche sui bambini, che spesso ne pagavano le conseguenze durante gli esami strumentali. Ricordo ancora, a questo proposito, di quando l'azienda aveva scelto di sostituire i due vecchi apparecchi per la risonanza magnetica (RM) ormai fuori produzione da anni, di cui non erano più reperibili i pezzi di ricambio. Sul relativo bando di gara, però, nessuno aveva appunto previsto che quelle apparecchiature sarebbero state usate anche sui bambini. Motivo per cui inizialmente non furono acquistate quelle pertinenze sanitarie (bobine, particolari sistemi di monitoraggio per la sedazione, software per rendere più rapide ed efficienti le scansioni) indispensabili a operare sui pazienti pediatrici.
Come se non bastasse, la normativa prevedeva (almeno in un primo tempo) che le gare in generale fossero aggiudicate per il 70% sulla base del minor prezzo offerto dalla ditta, mentre la qualità del bene o del servizio necessario contava soltanto per il 30%. Fu così che vennero aggiudicati appalti che dovevano la propria economicità alla qualità molto scadente di quanto offerto. Come dimenticarmi, ancora, di una fornitura in favore di più aziende sanitarie di aghi per infusione che risultarono talmente scadenti da rompere il vaso venoso (immaginate quando utilizzati sui bambini e sui pazienti oncologici). Ricordo che, per quanto noi medici e

infermieri (accusati persino di non saper utilizzare gli aghi) insorgemmo immediatamente, la situazione si normalizzò solo dopo molti mesi, attraverso un nuovo bando di gara.
E che dire, a livello territoriale, dei presidi offerti all'utenza: ad esempio quelli per incontinenti (pannoloni e simili) spesso, a detta dei fruitori, di scadente qualità ottenuti forse con gare di appalto al ribasso che hanno l'unico risultato di scontentare l'utenza e talora di premiare economicamente (magari con premi di risultato) il dirigente che le ha bandite? Oppure, come ricorda Riccardo, della fornitura di presidi per diabetici, dolorosi e con istruzioni in coreano, forniti dalle ASL in Liguria nel 2012, risoltasi poi solo grazie all'intervento mediatico del Gabibbo? Una conferma della vecchia espressione dispregiativa «te l'ha dato la mutua» che potrebbe essere evitata solo se si tenesse in debito conto anche l'opinione dei malati!
Il nuovo codice degli appalti non sembra, infine, rendere più elastico il lavoro in Sanità dal momento che non prevede particolari facilitazioni in tale ambito. La previsione, pertanto, è quella di continuare a richiedere presidi o strumentazioni che, sperando non siano anche scadenti, spesso non saranno disponibili prima di qualche anno, quando a causa della rapida evoluzione medico tecnologica, risulteranno ormai superati. Il tutto a beneficio della Sanità privata, almeno in parte priva dell'asfissiante e limitativa burocrazia amministrativa presente in ogni branca del settore pubblico.

Maurizio Cremonte

3.5 Protocolli per la Qualità

Aspetto controverso è nel mondo sanitario il Sistema di Gestione della Qualità, inteso come capacità propria dell'Assistenza Sanitaria di migliorare l'efficienza e l'efficacia dei processi che favoriscano le condizioni di salute della popolazione tramite l'erogazione di terapie, servizi diagnostici e assistenziali.

Storicamente detto sistema è nato all'alba della rivoluzione industriale nel tentativo di migliorare il processo produttivo di un determinato prodotto, al fine di accrescere la soddisfazione del cliente. Tale metodo trova nel mondo produttivo una sua logica inattaccabile, mentre per quanto riguarda la salute in senso generale la sua applicazione non è sempre così chiara. La sua introduzione in ambito sanitario ha ovviamente trovato impulso nella concezione aziendalista imposta dalle indicazioni politiche liberiste volute, all'interno del SSN, dalla Legge 502/92.

Il raggiungimento della certificazione ISO 9001 di un determinato prodotto definisce i requisiti minimi che il Sistema di Gestione per la Qualità di un'organizzazione deve dimostrare di soddisfare per garantire il livello di qualità di prodotto e servizio che dichiara di possedere.

In Sanità è pacifico che per taluni prodotti, per esempio le sacche di sangue presenti nella emoteca di un servizio trasfusionale, esso sia assolutamente indispensabile. Il loro utilizzo deve essere certificato da tutta una serie di passaggi volti a garantire che quella singola sacca sia effettivamente compatibile con il sangue di quella determinata persona. Non ci possono essere errori, perché risulterebbero fatali. Ogni passaggio va pertanto accuratamente documentato. Questo vale anche per molte altre procedure diagnostiche o terapeutiche, come ad esempio gli interventi chirurgici.

La realizzazione pratica di questo sistema di qualità, tuttavia, si estrinseca per lo più nella produzione di materiale cartaceo volto al controllo dei processi di diagnosi e cura. Questo perché la certificazione, tanto agognata dalle direzioni generali, viene rilasciata a cura di soggetti esterni, sempre più numerosi sul mercato, che non esprimono il proprio giudizio sulla base del procedimento sanitario, bensì della sola documentazione cartacea di accompagnamento.

Semplificando: una determinata procedura può anche avvenire correttamente, ma non può essere certificata in quanto non conforme, o carente nella compilazione del cartaceo. Ciò fa sì che l'attenzione del personale sanitario, medico o infermieristico che sia, spesso si focalizzi non tanto sulla qualità delle attività ma sugli aspetti formali e burocratici: un inutile dispendio di tempo e di energie che, sempre più ridotte, sono intralciate nella loro operatività tecnica.

Un'applicazione più elastica di tutto il sistema gioverebbe comunque: il mondo della Sanità è stato indubbiamente costretto a mettere ordine nei propri ingranaggi, spesso non allineati alle recenti acquisizioni scientifiche e all'applicazione delle nuove linee guida validate dalle società scientifiche, ma fossilizzato su consuetudini e alla tirannia consolidata del fare le cose perché "si è sempre fatto così".

Un grande merito del Sistema di Gestione della Qualità è invece, senza alcun dubbio, l'aver introdotto il concetto di misura e di raccolta dei dati utilizzando alcuni indicatori in grado di valutare gli esiti dei processi di cura, monitorandoli nel tempo. Per esempio, esistono corrette procedure che, se validate e adeguatamente rispettate, possono influenzare positivamente il tasso di sopravvivenza a un mese dopo un intervento chirurgico, o la percentuale di recidive tumorali a due anni dopo un trattamento di chemioterapia.

In questi casi è più che giustificato dedicare tempo a formulare protocolli formali che stabiliscano le corrette procedure e tempistiche, mentre è meno giustificabile sottrarre tempo e personale alla attività clinica per partecipare a innumerevoli riunioni volte al disbrigo di montagne di scartoffie.

DIARIO MEDICO. NON CI SONO PIÙ I PRIMARI DI UNA VOLTA

I primari non esistono più. O meglio, esistono solo nel parlato quotidiano fra le persone, ma, nel linguaggio burocratico della Sanità aziendalistica, questi vengono definiti come dirigenti medici di II livello perché possono essere posti al comando di una SC, sigla che sta per Struttura Complessa. Tanto per essere chiari, al giorno d'oggi non esiste il primario del reparto di cardiologia, bensì il dirigente medico di II livello della Struttura Complessa di cardiologia, oppure il direttore della SC in questione. Ovviamente, nemmeno lui, intendo il dirigente di II livello, si presenta qualificandosi in quel modo. Più semplicemente, di fronte a un paziente o ai suoi familiari, dice «sì, sono il primario». Per un meccanismo francamente comprensibile, le persone si tranquillizzano di più se riescono a parlare con il primario, sinonimo, nella loro immaginazione, di professionista capace o, per lo meno, più competente degli altri. Il burocratese sanitario non ha ancora inciso nel parlato comune, tant'è che, soprattutto nelle persone anziane, si associa il sostantivo primario a quello di professore, titolo che, negli ospedali pubblici, se non legati all'Università, nessuno ormai più possiede[29]. È professore chi insegna agli studenti, punto e basta.

[29] Legge 26 marzo 1953, n. 188: abilitazione, tramite concorso nazionale, alla libera docenza, cioè a tenere corsi d'insegnamento presso università e istituti superiori; per tale motivo molti primari, ottenutala, si fregiavano del titolo di professore pur di fatto non insegnando. Tale possibilità non è più prevista dall'attuale ordinamento universitario.

Ritornando alla figura del dirigente di II livello di una SC, per un certo periodo alcuni dirigenti medici di I livello potevano fregiarsi del titolo di dirigente di una SS, sigla che sta per Struttura Semplice. Io, ad esempio, nella prima decade del nuovo secolo ero il dirigente della Struttura Semplice di diabetologia pediatrica. Non dirigevo proprio nulla, non avevo alcun reparto, né sottoposti e non gestivo alcuna risorsa, ma tant'è, se avessi dovuto presentarmi a un utente, avrei potuto dire «si sono il Direttore (primario era un po' rischioso) della diabetologia pediatrica».

Riccardo Lera

CAPITOLO QUATTRO

Il futuro che ci attende

4.1 La mancanza di motivazione

Affinché non si pensi che la Sanità italiana abbia vissuto particolari fasti in passato e che i gravi problemi organizzativi che l'affliggono siano sorti soltanto negli anni 2000, occorre fare alcune precisazioni. Innanzitutto, i medici andati anzitempo in pensione non l'hanno fatto per protestare di fronte alle quotidiane problematiche, bensì a causa di un malessere creato dal potere politico che ha sgretolato la motivazione comune, riguardante tutte le professioni "di aiuto". Senza con questo voler dare origine a uno scontro generazionale, va detto tuttavia che nei giovani medici quel tipo di motivazione sembrerebbe meno evidente.

Le ragioni possono essere almeno due: la prima, perché le nuove leve mediche hanno valori e ideali differenti; la seconda, perché i quiz di ingresso alla facoltà di Medicina e Chirurgia hanno selezionato una classe medica diversa dalle precedenti.

La prima spiegazione può essere legata a quello che il filosofo Galimberti definisce "nichilismo dei giovani", ossia la mancanza di valori e di prospettive certe che l'attuale società individualista non consente[1]. La seconda, invece, si basa sul fatto che i quiz non testino il reale interesse del candidato per questa professione così speciale, ma solo le conoscenze generali culturali che questi possiede.

Tale meccanismo viene adottato anche per la selezione del personale infermieristico, nonostante si realizzi in forme diverse. Sebbene la professione di infermiere, infatti, comporti oggi uno status da laureato e un ingresso assicurato nel mondo del lavoro, le iscrizioni ai corsi sono in forte calo, anche per un ancora scarso riconoscimento sociale ed economico della professione stessa aggravato dalla penalizzazione della vita privata. Tanto più se si tiene conto che, nel nostro Paese, a svolgere questo tipo di attività sono prevalentemente le donne, spesso ancora gravate dalla difficoltà di conciliare lavoro e famiglia.

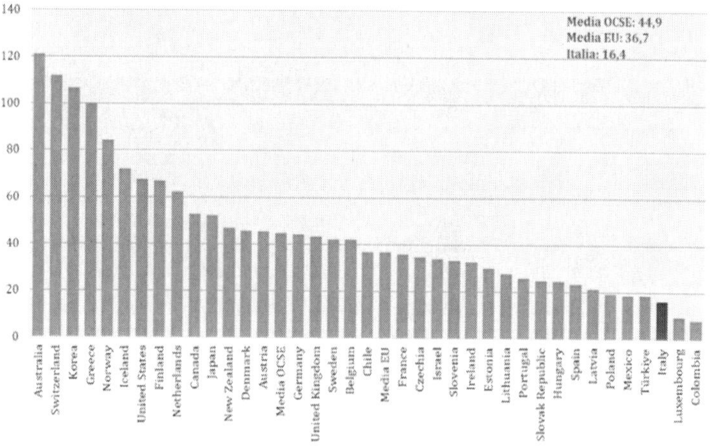

Figura 4.1 – Laureati in scienze infermieristiche (su 100.00 abitanti) OCSE 2022. (7° Rapporto GIMBE sul SSN 2024).

[1] Galimberti, U. (2007). *L'ospite inquietante. Il nichilismo e i giovani*. Milano: Feltrinelli.

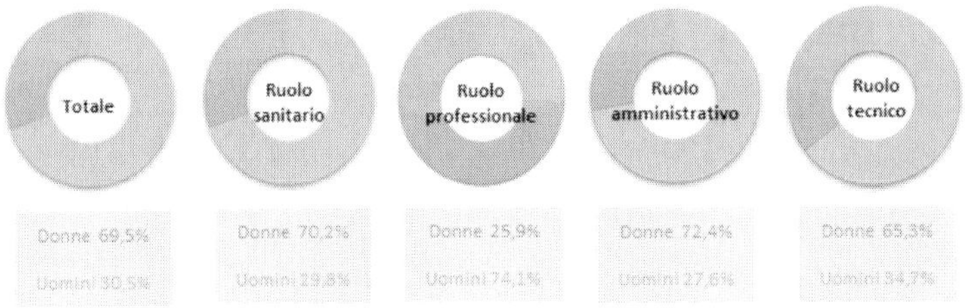

Figura 4.2 – Ripartizione per genere e ruoli del personale del SSN (Ministero della Salute, Annuario Statistico del SSN, anno 2022).

Il rapporto infermieri/medici in Italia è fra i più bassi in Europa. Secondo il Ministero della Salute, nel 2022 hanno lavorato all'interno del SSN 101.827 medici e odontoiatri (erano 103.092 nel 2020) e 268.013 infermieri (264.686 nel 2020), con un rapporto fra infermieri e medici pari a 2,63 infermieri per ogni medico[2]. Questo rapporto risulta ancora più basso secondo altre fonti. Secondo Agenas, infatti, nel marzo 2023, mancavano in Italia quasi 150 mila infermieri con un rapporto infermieri/medici pari ai 1,6 (rispetto al 3,4 della Francia), superiore in Europa soltanto alla Spagna (1,3)[3]. Al di là di tali evidenti discrepanze, il rapporto rimane tuttavia basso.

La professione di infermiere, negli ultimi trent'anni, ha visto il susseguirsi di molte novità dal punto di vista normativo[4].

---

[2] Ministero della Salute, *Personale del Servizio sanitario, dati del 2022.* 17 aprile 2024

[3] Vaccaretti, M. *Personale Ssn, la fotografia di Agenas a marzo 2023.* «Nurse24.it», 12 aprile 2023.

[4] «Il Dm 739/1994 sul profilo, la Legge n.42/1999 sul riconoscimento come professione sanitaria con la abrogazione del mansionario, la Legge 251/2000 sulla dirigenza, la Legge 43/2006 sul consolidamento della professione hanno concretizzato il definitivo superamento del concetto di ausiliarietà e mera esecutività dell'assistenza infermieristica nei confronti della professione medica attraverso la realizzazione di una compiuta e autonoma professione sanitaria

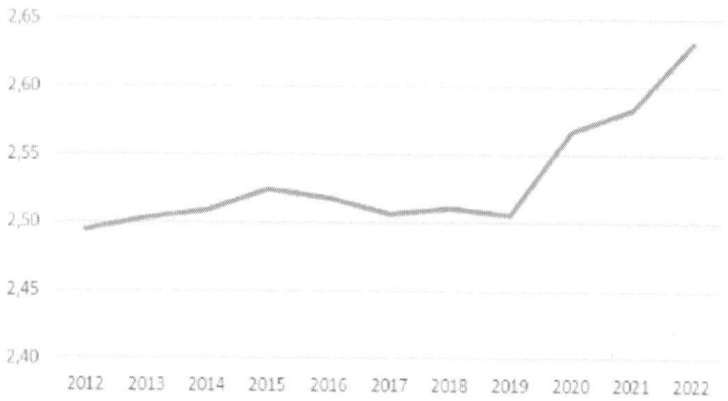

Figura 4.3 – Rapporto infermieri/medici in Italia. Trend 2012-2022 (Ministero della Salute, Personale delle ASL e degli Istituti di ricovero pubblici ed equiparati, anno 2022)

Tuttavia, nonostante un notevole iter legislativo, le competenze previste per gli infermieri non sono tuttora ancora ben definite. Il DM 14 settembre 1994 n. 739, che ne specificava il profilo, è estremamente generico e a questo hanno fatto seguito, negli anni, alcuni conflitti sorti a livello istituzionale fra le due professioni, medica e infermieristica, tanto da rendere necessario l'intervento del Consiglio di Stato con il quale si è stabilito che «È incontestabile, infatti, che al personale medico compete la gestione del percorso terapeutico e clinico del paziente, mentre alla struttura infermieristica spetta il compito di attuare il percorso propriamente assistenziale»[5].

che ha poi trovato la sua piena regolamentazione nella Legge 3/2018 – la cosiddetta legge Lorenzin – che ha mutato i Collegi in Ordini e ha rivisitato tutta la pregressa normativa. La Legge 3/2018 ha istituito 22 professioni sanitarie e, per i profili che erano privi anche del Collegio, ha costituito i rispettivi Ordini professionali». Simonetti, S. *Rapporto medico-infermiere, perimetro fluido e non sempre sereno.* «Il Sole 24ore», 11 luglio 2022.

[5] *Ibidem.*

Comunque sia, è evidente la carenza del personale infermieristico, e ciò sottolinea come, dal punto di vista politico-legislativo, molti passi debbano ancora essere compiuti. Le cause di questa situazione sono sostanzialmente due: la scarsa remunerazione e, ci si permetta la sottolineatura, un gap normativo ancora evidente nei confronti di altre realtà europee, dove già esiste la figura dell'infermiere specializzato, come ad esempio in Germania, Olanda, Svizzera e Norvegia. In questi Paesi, negli ospedali pubblici, cercano, ad esempio, infermieri strumentisti, infermieri di sala operatoria, infermieri pediatrici, infermieri che abbiano lavorato in neurologia e infermieri esperti in terapia intensiva e reparti di emergenza-urgenza[6].

Le nostre università, grazie al corso di laurea in Scienze Infermieristiche, già da qualche anno purtroppo sempre meno frequentate, producono tuttavia professionisti preparati e ricercati ovviamente anche all'estero. È chiaro che, non modificando le cause sovra menzionate, trovare un nuovo infermiere in Italia sarà sempre più difficile.

4.2 Il *burnout* della classe medica e infermieristica

Negli ultimi anni è apparso sempre più evidente come le motivazioni grazie alle quali si era scelta la professione medica e sanitaria più in generale, siano state progressivamente demolite

[6] «La Germania offre agli infermieri specializzati soprattutto in terapia intensiva e stroke unit uno stipendio di 3500 euro netti esclusi straordinari, un corso di lingua gratuita e un alloggio convenzionato ad un prezzo molto basso offerto dall'ospedale». Redazione. *Paesi europei offrono fino a 4mila € e cercano infermieri italiani.* «Nurse24.it», 22 maggio 2024.

da politiche sanitarie che hanno reso di fatto tali professionisti come pedine in mano agli amministratori.

In pratica le professionalità e le specificità individuali sono finite col diventare quasi superflue, le aspettative personali negate e il lavoro di squadra costruito in tanti anni vanificato.

È diventato sempre più all'ordine del giorno, ad esempio per il personale medico, il dover prestare turni di guardia o di reperibilità in specialità differenti dalla propria, o gestire ambulatori improvvisati, motivati da questioni di carenza organica come pure di smaltimento delle liste di attesa.

L'eccesso di burocrazia, poi, spesso del tutto slegata dall'aspetto clinico, crea insoddisfazione professionale e, di sicuro, non favorisce l'auto motivazione. Infine, a tale stato di malessere, contribuiscono anche l'assenza di incentivi professionali ed economici, con premi di risultato e budget di dipartimento destinati alla formazione a dir poco irrisori, oltre alla progressione professionale spesso impossibile.

> Basta ricordare le unità/strutture operative semplici attribuite a pioggia a molti dirigenti medici (non sempre meritevoli), annullate dopo pochi anni con conseguente frustrazione da parte degli interessati, per essere sostituite con incarichi che dovevano apparire di alta professionalità, ma assai spesso di scarso contenuto.
>
> *Maurizio Cremonte*

> Altro tasto dolente sono poi le difficoltà connesse alle sostituzioni per pensionamento o per maternità. Il blocco del *turnover*, infatti, ha certamente comportato in molti reparti un sovraccarico lavorativo generalizzato, creando malcontento e stress.

> Va tenuto conto che oggigiorno la maggior parte del personale sanitario è di sesso femminile, quindi la giusta tutela della gravidanza e del lavoro passa anche da una possibilità di una tempestiva sostituzione. Cosa che si potrebbe ottenere facilmente, programmando a livello regionale (o locale) liste/graduatorie in cui possono iscriversi i candidati alle sostituzioni in base ai titoli presentati. Un conseguente vincolante colloquio con il direttore della struttura interessata eviterebbe quindi le inutili lungaggini concorsuali che spesso portano a sostituzioni estremamente tardive.
>
> *Maurizio Cremonte*

Una situazione di disagio già ampiamente presente almeno nel decennio precedente il Covid-19 e aggravatasi successivamente, anche a causa di una distorta comunicazione da parte dei media che, dai titoli legati alla malasanità, è passata alla beatificazione del personale sanitario in prima linea contro appunto la pandemia, per poi ritornare subito dopo alla consueta denigrazione.

In effetti, fortemente fomentata dai social, ha preso piede negli ultimi tempi una falsa cultura della salute che ha sicuramente contribuito all'insoddisfazione e alla frustrazione del personale sanitario. È ormai conclamato, purtroppo, che una parte non secondaria ma fortunatamente minoritaria della popolazione consideri medici e infermieri personale a propria esclusiva disposizione, ritenendo di poter fruire del SSN come di un supermercato della salute, per esempio ricorrendo al pronto soccorso per motivi a dir poco banali. Una situazione grave, oltre che imbarazzante, che espone i professionisti più seri (ovvero la maggioranza di medici e infermieri), allorquando non assecondano le aspettative di questa tipologia di utenza, a giudizi negativi sulla propria competenza professionale, quando non a denunce penali infondate, ma comunque deleterie, o nei casi più estremi addirittura ad aggressioni fisiche a volte letali.

Detto ciò, rimane evidente che casi di effettiva negligenza si verifichino malauguratamente in più contesti, con la conseguenza però che l'opinione pubblica, condizionata anche dal comportamento spesso populista e demagogico dei social, di parte dei media e di taluni esponenti della classe politica, interessata soltanto ad ascoltare la cosiddetta pancia del proprio elettorato, esprime un giudizio negativo che investe non soltanto il personale negligente, o incapace, bensì tutto l'apparato indistintamente.

Uno squallido gioco al massacro che, unito spesso al malgoverno politico aziendale, ha contribuito non poco alla perdita di motivazione e al conseguente esodo (in pensione chi nelle condizioni di poterlo fare, verso le strutture sanitarie private molti altri) di parte del personale in servizio, con inevitabili ricadute negative sui malati (quelli veri) e sul SSN.

DIARIO MEDICO. DEGRADATO E A MANI NUDE

Sono stato Direttore della Struttura Operativa Semplice (SOS) di diabetologia pediatrica della mia Azienda Ospedaliera. Un incarico che mi appagò molto e nel quale, anche se non sta a me giudicare ciò che sono riuscito a fare in favore dei bambini diabetici, ritengo di aver fatto un onesto lavoro, consegnando a chi mi è subentrato un'organizzazione soddisfacente. Nonostante questo, quel ruolo mi è stato successivamente revocato. Quando?

Difficile a dirsi, perché nessuna comunicazione in tal senso mi è mai stata inviata dalla direzione generale. Improvvisamente, un

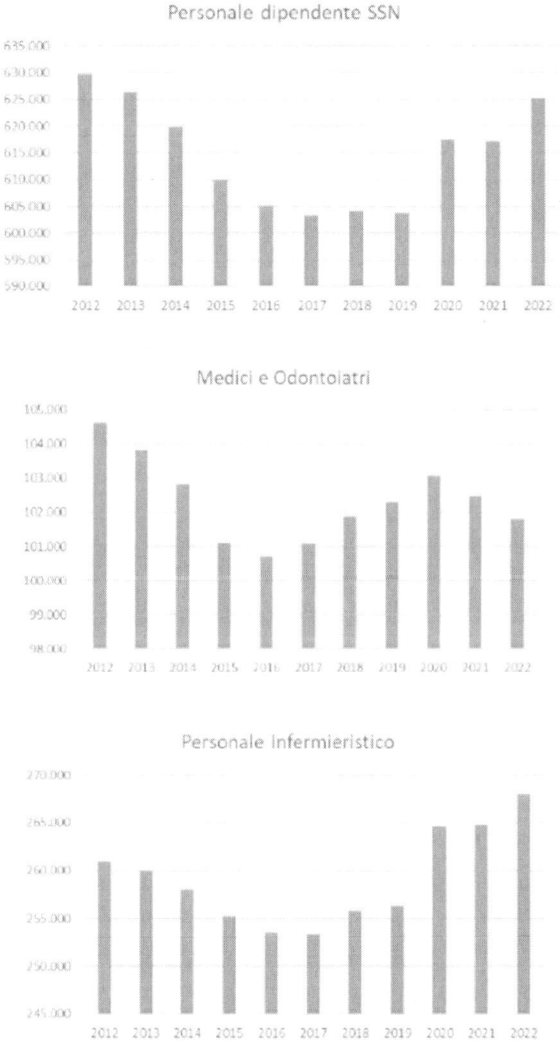

Figura 4.4 – Personale del SSN. Trend 2012-2022 (Ministero della Salute, Personale delle ASL e degli istituti di ricovero pubblici ed equiparati, anno 2022)

giorno, sono stato convertito in incarico professionale di alta specializzazione. Non vi fu alcuna variazione stipendiale, ma devo ammettere che mi parve una sorta di degradazione. Ma perché accadde? La Regione aveva stabilito che il numero delle Unità Operative Semplici all'interno di un'azienda non potesse variare e soprattutto non potesse aumentare. Come azienda hai, ipotizziamo, quaranta Unità Operative Semplici? Bene, distribuiscile come vuoi, sia a livello sanitario sia amministrativo, ma quaranta devono rimanere. Sì, però, fa presente l'azienda alla Regione, dobbiamo promuovere altre eccellenze che potrebbero rendere anche economicamente di più. Come si fa? Semplice: quelle che ti interessano promuovile a Unità Operative Semplici, non superando le quaranta, le altre trasformale in attività ad alta specializzazione. Facile no? Ora, va sottolineato come la resa economica garantita dalla diabetologia pediatrica alle aziende sanitarie è effettivamente, in virtù dei DRG, assai bassa. E così, anche altri professionisti (compreso Maurizio Cremonte, solo anni dopo diventato Direttore di Struttura Complessa), economicamente e politicamente poco potenti, subirono lo stesso trattamento.
Eravamo già stanchi, massacrati dai turni, senza riposi e soprattutto sottorganico, con una vita privata inesistente, ma talmente determinati nel nostro lavoro che una pacca sulle spalle sarebbe bastata. Nulla, quel piccolo ma gradito riconoscimento ci fu tolto. Come se non bastasse a immalinconirmi, una ditta si propose per un comodato d'uso gratuito di un apparecchio in grado di determinare l'emoglobina glicata in pochi minuti. Esame fondamentale nella valutazione di un soggetto diabetico ma solitamente ottenuto da un prelievo, comportava che la risposta del laboratorio arrivasse molto dopo, quando il paziente e i suoi genitori erano già andati a casa. Avere quel dato immediatamente, quindi, era un aiuto formidabile sia per me, sia, soprattutto, per le famiglie. Una

grande occasione che, tuttavia, richiedeva il placet aziendale. Inviai pertanto una specifica richiesta all'ufficio competente, certo dell'approvazione che arrivò... cinque (!) anni dopo. Ma a demotivarmi maggiormente furono le persistenti difficoltà nella realizzazione dei cosiddetti campi scuola: un'esperienza educativa di grandissima importanza per i soggetti affetti da diabete. In questa attività fondamentale, a fare la differenza è la presenza o meno del personale infermieristico, senza il quale il campo non può essere organizzato. Garantire ai bambini questa opportunità ha comportato ogni anno una lotta estenuante con le amministrazioni, superata grazie soltanto all'aiuto e all'impegno dell'associazione delle famiglie (JADA. Junior Associazione Diabetici di Alessandria). Era una lotta a mani nude dalla quale, ogni anno che passava, uscivo sempre più sfibrato.

Riccardo Lera

4.3 Tipologie di utenza

C'è stato un tempo, non troppo lontano, in cui la fiducia nei confronti del medico di famiglia era pressoché cieca e normalmente ben riposta; pertanto, soprattutto nella società contadina e nelle realtà extraurbane, il ricorso al pronto soccorso era l'ultima ratio. In quegli anni il rispetto per il lavoro, il proprio e quello altrui, era assoluto, quello del medico considerato quasi sacro, motivo per cui il paziente difficilmente proponeva in prima persona visite specialistiche e accertamenti, rimettendosi in maniera esclusiva alla valutazione del proprio dottore. Certamente l'utenza era in media più giovane e quindi percentualmente più sana, quasi tutta impegnata in attività lavorative.

Inoltre non esistevano i media soprattutto online a informare (o disinformare) su eventuali rischi di patologia a ogni minimo sintomo, assicurando che qualsiasi malanno potesse essere guarito immediatamente. La semeiotica clinica la faceva da padrona, gli accertamenti specialistici e strumentali limitati, anche per desiderio degli stessi pazienti che mal digerivano di interrompere le loro attività per accessi ad ambulatori o ospedali. Un risvolto negativo era che, talora, alcuni sintomi potevano essere trascurati e portare a diagnosi tardive, cosa che comunque può succedere tuttora, specie nei non abbienti, viste le lungaggini delle liste di attesa del SSN.

Nel complesso comunque l'utenza si divideva, allora come oggi, in portatori di sintomatologia acuta (non sempre sinonimo di patologia seria) e di patologie croniche. I primi erano (e sono ancora) la maggior parte e in passato normalmente risolvevano i loro sintomi col fai da te, ovvero i cosiddetti rimedi della nonna, oppure recandosi presso l'ambulatorio del medico di famiglia. Attualmente, invece, una percentuale sempre più alta di pazienti si affida alle indicazioni della pubblicità, o a quelle (non sempre corrette) che si possono trovare sul web, marginalizzando il ricorso al medico di medicina generale cui si rivolgono spesso già con ipotesi diagnostiche o richieste di esami.

Una figura, quella del medico di base, che rimane importante, ma che è andata via via perdendo prestigio, vedendo sempre più ridotta la fiducia nelle sue diagnosi, specie quando restio nel richiedere accertamenti o visite specialistiche. Motivo per cui, oltre alla difficoltà di reperire tempestivamente il proprio medico o accedere alle visite specialistiche e agli esami, da parte dell'utenza è sempre più frequente il ricorso diretto alle sale del pronto soccorso, da cui ne escono spesso inviperiti per via delle lunghe attese.

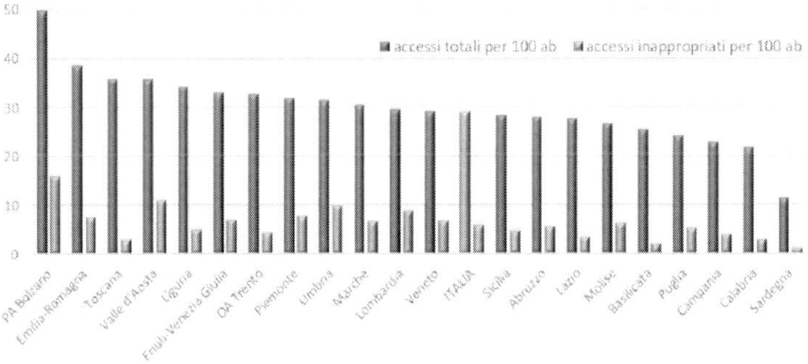

Figura 4.5 – Accessi/accessi impropri in pronto soccorso per regione. Fonte dati Agenas da flusso EMUR 2022, «Quotidiano Sanità», 22 aprile 2024

Si tratta però, nella maggior parte dei casi, di soggetti con sintomatologie relativamente banali (dalla febbre alla lombalgia passando dal mal di gola alle congiuntiviti), quando non addirittura ipocondriaci perfettamente sani.

Costoro sono il frutto di una società in cui l'individualismo, portato all'estremo, conduce alla perdita di quella capacità di discernimento e di contenimento emotivo, che dovrebbe essere propria di un soggetto adulto.

Differente discorso vale per i soggetti portatori di patologie croniche, anch'essi in evidente incremento grazie ai progressi della scienza che oggi consentono loro una più lunga sopravvivenza e una migliore qualità di vita. Senza contare che l'età media della popolazione, aumentando al pari dell'aspettativa di vita, comporta una maggiore possibilità di contrarre diverse patologie.

Certamente la maggior parte di questi soggetti avrebbe la necessità di una migliore tutela a livello sanitario non solo in termini quantitativi, bensì di qualità. Si tratta infatti di un'utenza che necessita di controlli più o meno frequenti e programmati, di ambulatori e servizi specializzati, di una continuità di rapporto medico-paziente (o equipe-paziente) che fatica a essere garantita.

Nei decenni precedenti il Covid-19 molte strutture si sono attrezzate per garantire la possibilità di un riferimento medico infermieristico stabile per detti soggetti e, quando necessarie, di prestazioni cumulative in un unico accesso, tali da evitare la frantumazione degli accertamenti e dei consulti in tempi epocali[7].

[7] Di seguito le varie possibilità offerte dal SSN per cumulare gli accertamenti o gli interventi terapeutici. **Ricovero ordinario**: prestazione di ricovero per acuti erogata da un Istituto di cura pubblico o equiparato, privato accreditato, privato non accreditato, rivolta all'assistenza di soggetti che presentano patologie/problemi acuti di varia gravità che necessitano di inquadramento diagnostico e/o terapia e/o specifici controlli clinici e strumentali. **Day surgery**: prestazione assistenziale finalizzata alla esecuzione di un intervento chirurgico o procedure invasive e alle prestazioni propedeutiche e successive a esso, comporta la permanenza del paziente all'interno della struttura per parte della giornata; nella giornata di esecuzione della procedura chirurgica o invasiva necessita di assistenza medico infermieristica prolungata e di sorveglianza infermieristica fino alla dimissione. Di norma non comporta il pernottamento del paziente tranne che per i casi in cui, per lo specifico trattamento, sia prevista l'assistenza in *one-day surgery*. **Day Hospital medico (diagnostico e terapeutico)**: prestazione di ricovero per acuti limitata a una sola parte della giornata, volta ad affrontare patologie/problemi acuti che richiedono inquadramento diagnostico e/o terapia e/o specifici controlli clinici diagnostici e strumentali, assistenza medico infermieristica prolungata, e non sono eseguibili in ambulatorio. specialmente il DH diagnostico richiede l'erogazione di prestazioni che coinvolgono molteplici discipline (normalmente non remunerativo e quindi scoraggiato dalle direzioni sanitarie). **Day service:** modalità organizzativa di assistenza, ricompresa nel livello territoriale delle prestazioni specialistiche ambulatoriali, centrata sul problema clinico del paziente e non sulle singole prestazioni, nella quale vengono realizzati percorsi assistenziali completi (purtroppo soggetti a ticket se non coperti da esenzione), basati sull'evidenza; è finalizzato alla gestione di casi clinici la cui soluzione richiede l'erogazione di indagini cliniche e strumentali plurime e multidisciplinari anche complesse, previste da uno specifico percorso diagnostico terapeutico. Richiede un elevato livello di coordinamento clinico-organizzativo da parte della struttura erogatrice che effettua la presa in carico del paziente e deve assicurare al paziente facilità di accesso alle prestazioni attraverso la gestione da parte della struttura erogatrice delle

Un assetto andato distrutto durante la pandemia, che fatica a riprendersi sia a causa delle sempre più evidenti carenze di organico, sia per le molte ingessature del sistema create anche da regolamenti legati alle liste di attesa.

In effetti coordinare tendenzialmente in una stessa giornata, come si faceva un tempo, accertamenti e consulti in regime ambulatoriale risulta molto spesso un'impresa impossibile, poiché potrebbe comportare l'aggiramento doloso e penalmente rilevante delle liste di attesa stesse.

Anche il ricorso al day hospital può risultare complesso, se non impossibile; motivo per cui sempre più frequentemente i pazienti sono costretti a trascorrere i mesi precedenti, o quelli successivi alla visita di controllo per la loro patologia, alla ricerca di uno "slot" – così come oggi si chiamano le prenotazioni – per poter effettuare gli accertamenti e i consulti richiesti, che se non disponibili in tempo utile obbligano – per chi se lo può permettere economicamente – il ricorso alle strutture sanitarie private.

Tutte situazioni modificabili in senso positivo, a condizione di operare uno sforzo comune. Da parte del personale sanitario, che dovrebbe ribellarsi ad alcune direttive emanate da dirigenti che spesso non hanno mai frequentato le corsie, paralizzando così l'attività.

E da parte dell'utenza, che con un po' di buon senso potrebbe rendersi conto che nelle strutture sanitarie, soprattutto quelle di emergenza, le priorità sono dettate dalla gravità delle patologie e non dai propri desideri.

---

prenotazioni, in coerenza con l'iter diagnostico e in modo da ridurre il numero di accessi all'utente; lo specialista che ha avviato il *day service* assume la gestione clinica del paziente, formula il piano diagnostico, effettua le prescrizioni delle indagini e consulenze necessarie.

DIARIO MEDICO. QUANDO A MORIRE SONO I BAMBINI

Medico in ospedale, incontrai una coppia di genitori di passaggio da Alessandria con il figlio di pochi mesi appena adottato da un paese asiatico. Si recavano in urgenza al nostro pronto soccorso poiché il piccolo presentava strane "scosse". Ero di turno e lo visitai, riscontrando che il piccolo presentava dei fenomeni convulsivi dovuti a una gravissima malformazione cerebrale (dolosamente nascosta ai genitori in fase di adozione) che probabilmente non l'avrebbe fatto sopravvivere a lungo. Nonostante abitassero lontano, una volta risolta la fase di urgenza decisero di tenere comunque in cura da noi il bambino, tornando nei mesi successivi per regolari controlli, stabilendo così un buon legame anche sul piano personale. Sicuro che prima o poi dovesse succedere, un giorno fui avvisato per telefono dalla madre che il piccolo (che aveva ormai due anni) stava peggiorando. Lo ricoverammo in reparto, ma, nonostante le cure, il quadro clinico non migliorava e quindi proposi alla coppia un trasferimento in terapia intensiva. Più delle parole poterono gli occhi dei due genitori, che mi chiedevano di non prolungare l'agonia del piccolo. Chiedevano che rimanesse in reparto, insieme a loro. Fino alla fine. Rimasi con loro nelle ultime 24 ore di vita del piccolo, che spirò tra le braccia della madre. Lo sguardo e la dolcezza di quelle due persone con in braccio il figlio morente mi è rimasto per molto tempo impresso e mi ha certamente aiutato nelle decisioni più ardue della mia professione di medico. In poche ore, infatti, avevo imparato quello che nessun testo universitario avrebbe mai saputo insegnarmi. Ossia come anche soltanto una posizione di ascolto, un semplice gesto, se carico di umanità, possa a volte mitigare anche il dolore più profondo. Un dolore che per quel che mi riguarda sarebbe ricomparso appunto molte volte.

Ricordo un caso in particolare. Si trattava di un'adolescente che avevo visitato per un dolore a un braccio, che si rivelò essere un ampio tumore encefalo-midollare, rispetto al quale i migliori specialisti consultati non lasciavano alcuna speranza. Come previsto, purtroppo, una notte ricevetti la notizia di un repentino aggravamento. Al mio arrivo, accanto alla ragazza ormai incosciente, erano presenti il rianimatore e i genitori: persone separate ma in quel momento funzionanti all'unisono come madre e padre, che si erano già più volte confrontati con me esprimendo in maniera lucida le paure circa i rischi di un accanimento terapeutico. Mi appartai pochi minuti con loro e compresi che volevano solo che la figlia non soffrisse; mi chiedevano, in pratica, di non andare oltre. Comunicai la mia decisione ai presenti che non mossero alcuna obiezione e rimasi con i due genitori sino alla fine, che avvenne in meno di un'ora. Anche in quell'occasione la care fece molto più della cura. Il rapporto con quei genitori rimase e rimane tuttora solido.

Maurizio Cremonte

4.4 Gli operatori in Sanità

I "nostri eroi", così come veniva definito il personale sanitario durante il periodo pandemico, sono per la maggior parte onesti operatori che, nonostante disposizioni e cavilli che mutano in continuazione condizionandone le attività, svolgono il loro lavoro con scrupolo e nell'interesse esclusivo dell'utenza.

A questi si aggiunge però una minoranza di professionisti che, svolgendo male il proprio lavoro, contribuiscono a creare episodi di malasanità che, enfatizzati dai media, coinvolgono negativamente tutta la categoria in termini di immagine e di carichi di lavoro. Infatti, se si considerano le attuali carenze di personale iniziate già una ventina di anni fa, avere in squadra una o più persone scarsamente motivate diventa frustrante sia per chi dirige, sia per i colleghi che vedono aumentare il proprio lavoro, anche in termini di relazioni con l'utenza a dir poco scontenta[8].

Tuttavia, nel settore pubblico di cui fa parte anche la Sanità, è risaputo come il rimuovere questi soggetti dalle proprie mansioni, fino al licenziamento, sia una prassi quasi impossibile da realizzarsi. Vale il detto, infatti, che "chi fa poco sbaglia poco", mentre chi è oberato di lavoro, pur essendo coscienzioso, ha più possibilità di errore.

> Non è raro, infatti, vedere onesti operatori sottoposti a provvedimenti disciplinari, perché sono stati costretti a farsi carico di errori dovuti a negligenze altrui (situazione ancora più rilevante in presenza dei cosiddetti gettonisti), causando così ulteriore demotivazione per la categoria. Ricordo, a questo proposito, di un validissimo neuroradiologo con cui collaboravo che mi aveva comunicato la decisione, anche a causa della riduzione dell'organico nel settore di cui era responsabile, di voler andare in pensione anticipatamente.
> Preoccupato di perdere una valente professionalità non facilmente sostituibile, feci presente la cosa alla direzione generale. La risposta fu disarmante: «Ma chi è? Noi non lo conosciamo, non è mai venuto in direzione a parlarci». Risposi che forse non aveva tempo di chiedere colloqui perché oberato di lavoro. Il collega fu così convocato, ma fu irremovibile dal suo intento. In un colpo solo perdemmo così un valente

[8] Molte aziende offrono corsi motivazionali per i dirigenti e il personale, validi per coloro che hanno progressivamente perso la motivazione o l'interesse nel lavoro. Inutili, tuttavia, per coloro che non hanno mai avuto alcun interesse nel motivarsi (Maurizio Cremonte).

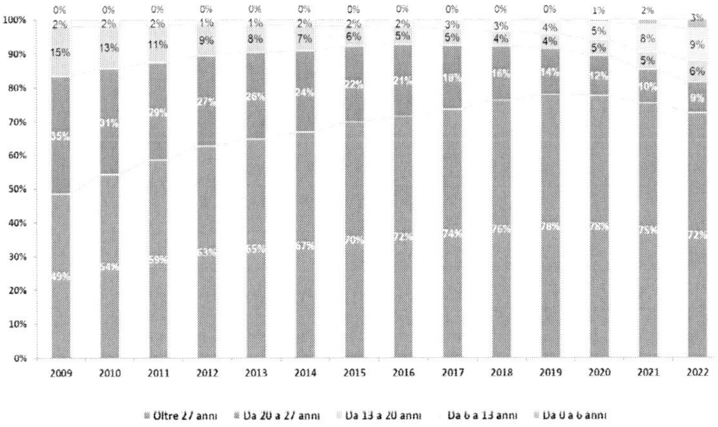

Figura 4.6 – Medici di Medicina Generale (MMG): anzianità di laurea. Trend 2009-2022 (Ministero del Salute, Annuario Statistico del SSN, anno 2022)

neuroradiologo e un gruppo di lavoro invidiabile, mai più ricostituito completamente.

Maurizio Cremonte

Come per la popolazione generale, anche per i lavoratori in Sanità l'età media si sta alzando decisamente negli ultimi due decenni, complice anche la mancanza di *turnover* conseguente alle restrizioni economiche delle varie leggi finanziarie. Ciò ha comportato un primato tutto italiano: l'età media di infermieri, medici e operatori della Sanità in generale è tra le più alte a livello europeo e mondiale[9].

[9] Nel 2021 in Italia il 55% dei medici aveva almeno 55 anni, contro il 44,5% in Francia, il 44,1% in Germania e il 32,7% in Spagna. Inoltre, il numero di medici specialisti dipendenti del SSN è diminuito in valore assoluto, passando da circa 105 mila unità nel 2012 a circa 102 mila nel 2021. Tra i motivi della cessazione: il 20,9% è dovuto a collocamento a riposo per limiti di età e il 31,5% a dimissioni con diritto alla pensione (dati ISTAT, anno 2021).

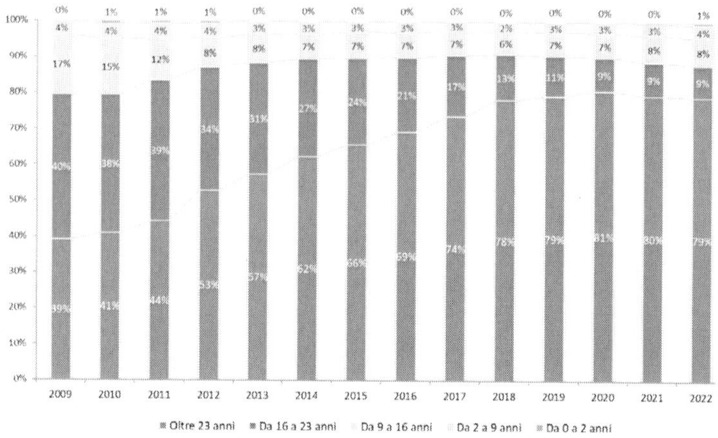

Figura 4.7 – Pediatri di Libera Scelta (PLS): anzianità di specializzazione. Trend 2009-2022 (Ministero del Salute, Annuario Statistico del SSN, anno 2022)

A questo corrisponde un incremento esponenziale delle invalidità parziali al lavoro. Con l'invecchiamento della popolazione, inoltre, molti lavoratori si trovano con familiari anziani invalidi a carico e quindi proliferano le assenze, giustificate, per i benefici della Legge 104/92.

Una prassi corretta, che finisce però col diventare un problema quando i beneficiari del provvedimento vengono burocraticamente considerati come unità piene a tutti gli effetti, andando a gravare (incolpevoli, soprattutto in termini di congedi) sui colleghi. Analogo discorso vale per i lavoratori in regime di *part-time*, una forma di lavoro prevista in maniera particolare per facilitare la gestione familiare, ma che in passato è stata spesso dispensata con leggerezza al punto che in molti settori, quello infermieristico in primis, le percentuali disponibili di accesso a tale beneficio sono andate ben presto in esaurimento, rendendone di fatto difficile la fruizione ai colleghi

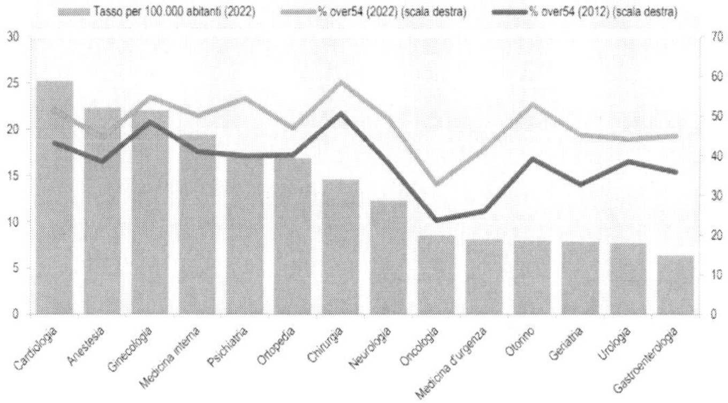

Figura 4.8 - Anzianità medici specialisti (>55aa) Italia, confronto tra 2012 e 2022 (per specialità) (SID n.2 febbraio 2024)

nuovi arrivati. Anche in questo caso il dipendente *part-time*, pur lavorando all'80% o al 50%, dal punto di vista amministrativo viene spesso computato (a scapito dei colleghi in regime lavorativo normale) come unità a tempo pieno.

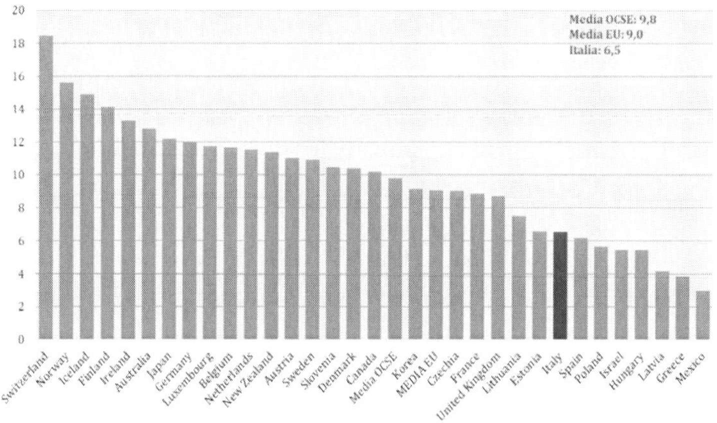

Figura 4.9 - Infermieri x 1000 ab (EU e OCSE) (7° Rapporto Gambe sul SSN. 2024)

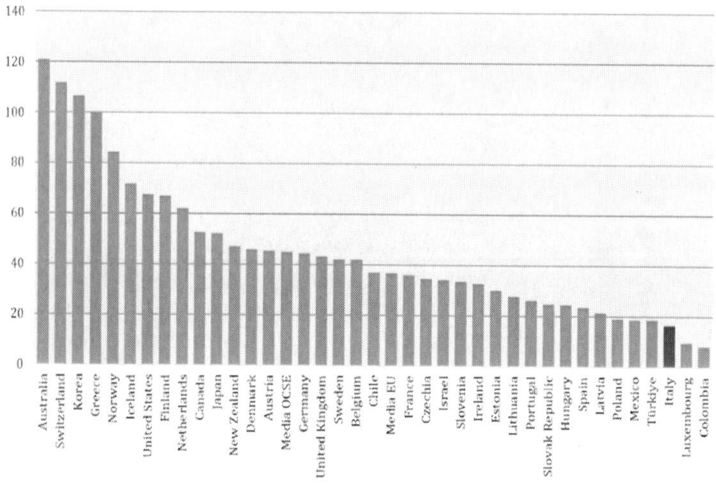

Figura 4.10 – Laureati in Scienze Infermieristiche UE (7° Rapporto GIMBE sul SSN. 2024)

Inoltre, la situazione riguardante il personale infermieristico è davvero impietosa: per ogni mille abitanti, infatti, in Italia ci sono soltanto 6,5 infermieri, rendendo il nostro Paese quasi il fanalino di coda tra quelli industrializzati.

Una percentuale decisamente al di sotto della media Ocse (9,8), che ci vede tra i Paesi europei con il più basso rapporto infermieri/medici.

In calo continuo anche le iscrizioni all'università, se si valuta che nell'anno accademico 2024-2025, a fronte di 20.435 posti disponibili, le domande presentate sono state 21.250, a dimostrazione della scarsa attrattività della professione. La media dell'OCSE stima 44,9 laureati in Scienze Infermieristiche ogni 100.000 abitanti quando in Italia siamo a 16,4[10].

[10] Cartabellotta, N. *VII rapporto Gimbe*. «Il Sole 24 Ore», 8 ottobre 2024.

4.5 Il personale amministrativo

Rappresenta circa il 10% del personale in ruolo nel SSN e riveste una posizione di primaria importanza in quanto è con esso che l'utenza si interfaccia prima di accedere alle prestazioni cliniche.

Le prenotazioni, l'accoglienza e le funzioni di *front office* sono infatti garantite da questi operatori che, nel bene e nel male, offrono al pubblico la prima impressione sul servizio prestato. Inoltre il personale amministrativo provvede alle forniture a seguito delle gare di appalto, a bandire i concorsi e ad amministrare il personale. In una parola sovrintende al buon funzionamento della macchina burocratica, che dovrebbe garantire al cittadino l'erogazione delle cure ottimali. Fino a quando detti meccanismi non si inceppano a causa della pedissequa applicazione della burocrazia stessa.

Una giungla di leggi e decreti spesso poco coordinati tra loro, quando non addirittura contraddittori. Una situazione mortificante che influisce sulla motivazione di queste importanti figure professionali, il cui complesso e impegnativo ope-

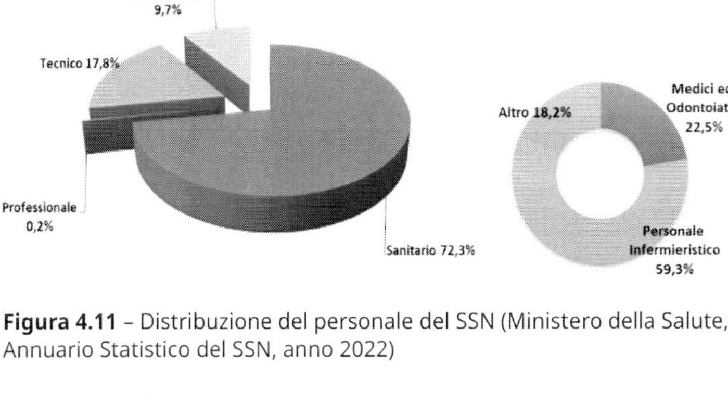

Figura 4.11 – Distribuzione del personale del SSN (Ministero della Salute, Annuario Statistico del SSN, anno 2022)

rato viene spesso disconosciuto sia da parte dell'utenza, che per esempio imputa loro la negazione di una prenotazione, o il rilascio di un certificato, sia dal personale sanitario per quanto riguarda (sempre a titolo di esempio) le pratiche di acquisto.

La graduale perdita di potere decisionale delle figure sanitarie (e dei medici in primo luogo), altresì, ha successivamente determinato per gli amministrativi una sorta di rivincita che, pur riequilibrando i ruoli, non sempre si ripercuote positivamente sul servizio.

CAPITOLO CINQUE

Le domande che vanno fatte

5.1 Perché tutti questi accertamenti? La medicina difensiva

La medicina difensiva è un grave problema che, secondo stime recenti di AgeNaS, l'Agenzia Nazionale per i Servizi Sanitari Regionali, nel nostro Paese graverebbe per il 10,5% sulla spesa sanitaria complessiva, pari a circa 10 miliardi di euro l'anno[1], cioè lo 0,75% del prodotto interno lordo[2].

Per spiegare questo fenomeno occorre partire dal fatto che presso le procure italiane pendono, attualmente, circa 300.000 cause (con un incremento di più 35.000 nuove cause all'anno) per presunta colpa dei camici bianchi, di cui più del 90% va detto che si conclude con un nulla di fatto[3]. Questo

---

[1] Ministero della Salute, medicina difensiva. «Si fa notare come, in assenza di stime affidabili sui costi della medicina difensiva "negativa", sia valutabile solamente quella cosiddetta "positiva" cioè il surplus di spesa sanitaria non legata a finalità terapeutiche ma alla riduzione del rischio di contenzioso». Fonte: Commissione parlamentare d'inchiesta sugli errori sanitari. www.salute.gov.it/imgs/C_17_notizie_1994_listaFile_itemName_0_file.pdf

[2] *Ibidem.*

[3] "Sanità24", «Il Sole 24 ore», 11-12 gennaio 2024.

elevato numero di contenziosi è verosimilmente dovuto al fatto che sempre in Italia, in caso di errore, al pari di Polonia e Messico, per il medico è prevista anche la responsabilità penale, che costituisce un'arma potente in mano agli avvocati per trasferire il contenzioso in ambito civile, alla ricerca di grossi indennizzi. Il fenomeno è estremamente rilevante ed è anche oggetto di studi scientifici, secondo i quali l'80% circa dei medici intervistati ha tenuto almeno un comportamento di medicina difensiva nell'ultimo mese di lavoro[4]. Sono numeri impressionanti, a nostro avviso ancora più rilevanti al giorno d'oggi, che denunciano il palese stato di insicurezza col quale un medico deve convivere esercitando il proprio lavoro. Secondo l'Ordine dei Medici di Venezia «per i medici oggi in Italia, molto più che in passato, tira una brutta aria. Infatti l'87,6% dei camici bianchi ritiene che il rischio di ricevere un esposto o una denuncia da parte dei pazienti sia più elevato rispetto al passato»[5].

---

[4] Già più di un decennio fa da uno studio condotto dal Centro Studi "Federico Stella" dell'Università Cattolica del S. Cuore di Milano (AA VV *Il problema della medicina difensiva*, ed. ETS, 2010) emergeva che: il 77,9% del campione ha tenuto almeno un comportamento di medicina difensiva nell'ultimo mese di lavoro (92,3% nella classe 32-42 anni); il 68,9% ha proposto/disposto il ricovero di pazienti che riteneva gestibili ambulatorialmente; il 61,3% ha prescritto un numero di esami maggiore rispetto a quello ritenuto necessario per effettuare la diagnosi; il 58,6% ha chiesto il consulto di altri specialisti pur non ritenendolo necessario e il 51,5% ha prescritto farmaci non necessari.

[5] FNOMCeO Venezia. *87% medici teme denunce pazienti più di ieri*, 24 settembre 2023.
www.ordinemedicivenezia.it/news/dalla-rete/87-medici-teme-denunce-pazienti-pi%C3%B9-di-ieri#:~:text=Roma%2C%2024%20set.,pazienti%20sia%20oggi%20pi%C3%B9%20elevato%22

Il linguaggio giuridico-burocratico della Legge Gelli-Bianco[6] (che così recita: «sempre che le raccomandazioni previste dalle predette linee guida risultino adeguate alle specificità del caso concreto») pare abbastanza fumoso agli occhi del medico.

Chi stabilisce, infatti, che le linee guida siano adeguate al caso clinico di volta in volta in questione: il giudice? Il pubblico ministero? Il perito nominato dal giudice? Di fronte all'incertezza nelle aule di giustizia si assiste, quindi, a una moltitudine di richieste inutili (quando non addirittura assurde), che finiscono col ricadere sull'assistito, e da ultimo sullo Stato.

Per non parlare di studi legali appositamente costituiti per procacciare pazienti scontenti con il solo scopo di fomentare cause giudiziarie contro medici e ospedali a esclusivo scopo economico. Questo atteggiamento di eccessiva prudenza da parte del personale sanitario probabilmente è veicolato durante l'attuale corso agli studi, perché risulta molto più presente nelle giovani generazioni, non ancora sorrette dall'esperienza.

5.2 Abbiamo un difetto di comunicazione?

Esiste però, a dire il vero, un'altra causa alla base della medicina difensiva e che riguarda direttamente i medici: la loro scarsa atti-

[6] Legge 8 marzo 2017 n. 24 (cd. Legge Gelli-Bianco): «Se i fatti di cui agli articoli 589 e 590 [rispettivamente omicidio colposo e lesioni personali colpose NdC] sono commessi nell'esercizio della professione sanitaria, si applicano le pene ivi previste salvo quanto disposto dal secondo comma. Qualora l'evento si sia verificato a causa di imperizia, la punibilità è esclusa quando sono rispettate le raccomandazioni previste dalle linee guida come definite e pubblicate ai sensi di legge ovvero, in mancanza di queste, le buone pratiche clinico-assistenziali, sempre che le raccomandazioni previste dalle predette linee guida risultino adeguate alle specificità del caso concreto».

tudine alla comunicazione con il paziente e la profonda crisi del rapporto con esso. A questo proposito va rilevato come, nonostante gran parte della classe medica abbia ormai abbandonato quell'atteggiamento paternalistico che ha imperato fino agli anni Novanta del secolo scorso, questo non sia stato sostituito da alcuna formazione specifica in materia di comunicazione.

Nella comunicazione rivolta al malato molto è stato fatto introducendo il cosiddetto consenso informato, ossia l'edurre il paziente della situazione clinica in cui versa e degli eventuali rischi che corre; una legge che, per quanto improntata ad altissimi valori, bisogna tuttavia riconoscere che, nella realtà, viene spesso risolta attraverso la mera presentazione di fogli prestampati sui quali il paziente deve apporre, più o meno passivamente, la propria firma[7].

Va poi detto che la comunicazione del medico con il paziente richiede un potente scatto in avanti, ponendo quest'ultimo al centro del processo di diagnosi e di cura, realizzando così una solida alleanza terapeutica fra i due soggetti. Il rapporto di relazione, in questo modo, diventa terapia a tutti gli effetti, perché adottando un atteggiamento tanto empatico, quanto professionale, si contribuisce all'efficacia dell'intervento medico attraverso la diminuzione dei conflitti, oltre che, ovviamente, a garantire la soddisfazione del paziente, ottenendone la convinta accettazione della terapia proposta.

Tra gli ostacoli al concretizzarsi di questa situazione ideale c'è però la mancanza di tempo da dedicare a ogni singolo

---

[7] «Il tempo della comunicazione tra medico e paziente costituisce tempo di cura (...) La formazione iniziale e continua dei medici e degli altri professionisti sanitari comprende la formazione in materia di relazione e di comunicazione con il paziente, di terapia del dolore e di cure palliative». Legge 22 dicembre 2017, n. 219, artt.8 e 10.

paziente, che spesso fa ricorrere a un tipo di comunicazione esclusivamente tecnica: il cosiddetto *medichese,* spesso associato a una comunicazione non verbale e non empatica, ossia costantemente priva di uno sguardo rivolto al paziente, o di un sorriso, quasi a marcare una incolmabile distanza fisica tra i due soggetti.

Per non parlare poi dello stigma riservato, ad esempio, a patologie come l'obesità, i disturbi del comportamento alimentare, le dipendenze e i disturbi psichiatrici.

Tutti questi elementi negativi fanno sì che il paziente avverta il medico come un estraneo giudicante, ma soprattutto sono spesso alla base delle denunce, che innescano appunto la medicina difensiva.

Al di là di quello che prevede la Legge, infatti, gli studi universitari, a parte casi recenti, non hanno finora insegnato al futuro medico la corretta comunicazione, se non in maniera del tutto formale. I neolaureati, ora come allora, non sembrano pertanto percepire come un'assoluta necessità quella di essere empatici (e non ipocritamente cordiali) con i pazienti e di quanto conti per questi ultimi l'essere ascoltati[8].

Con riferimento invece al tempo a disposizione da parte del medico per aderire a tutti questi dettami virtuosi, va purtroppo rilevato che questo, di fatto, non c'è. I motivi, fondamentalmente, sono due: perché la condizione professionale

---

[8] Si pensi al *personal first language*, al colloquio motivazionale di Miller e Rollnick, alla ruota del cambiamento di Prochaska-DiClemente. Con il termine *first language* si cerca di spostare l'attenzione del medico a ciò che la persona "ha", piuttosto che su ciò che la persona "è". Il linguaggio basato sulla persona evita l'uso di etichette o aggettivi per definire qualcuno, ad esempio una persona con diabete e non un diabetico; o persona malata di cancro e non malato di cancro; o una persona con disturbo bipolare, non una persona bipolare.

in cui opera è dominata dalla carenza di personale e perché la burocrazia lo sottrae al paziente. Spetta alla politica risolvere questo problema. Basterebbe soffermarsi a pensare quanto positivo sarebbe per i pazienti ricevere dal proprio medico un sorriso, piuttosto che una fredda frase scritta a computer dove si precisa che il paziente, al quale è stato consegnato il foglio del consenso informato, è stato edotto dei rischi.

DIARIO MEDICO. NON GIOCO PIÙ

Tra i miei pazienti c'erano i bambini affetti da diabete di tipo 1. Venivano in ambulatorio accompagnati dai genitori e, nonostante la tecnologia avesse dilatato di molto i tempi da dedicare all'educazione terapeutica, constatavo che il mio tempo a loro disposizione diminuiva progressivamente negli anni.

Poiché ero contrario al fatto che le famiglie dovessero obbligatoriamente ricorrere al medico di base o al pediatra di libera scelta per farsi prescrivere l'impegnativa di visita diabetologia pediatrica (un passaggio burocratico che ho sempre combattuto), consentivo loro l'accesso diretto alle visite, fino a quando non sono stato obbligato a emettere la cosiddetta ricetta dematerializzata. Dopo questo primo passaggio, ovviamente, non avendo personale amministrativo dedicato, dovevo inserirla e accettarla nel programma aziendale (secondo e terzo step) per poter contabilizzare il mio lavoro, altrimenti i vertici si sarebbero chiesti che cosa stessi facendo in ambulatorio. Per seguire nel tempo il piccolo paziente dovevo quindi aprire (quarto passaggio) il programma che aveva anche in uso la diabetologia dell'adulto, facilitandone così la transizione al compimento del diciottesimo anno di età. Per poterne valutare l'accrescimento staturo-ponderale, avevo tuttavia la necessità di usare un software (e siamo a cinque!) che mi calcolasse il BMI z-Score. La sesta applicazione necessaria era poi quella che mi permetteva la lettura dello scarico dati dai sensori glicemici (il cielo benedica chi li ha inventati: una vera rivoluzione!), mentre la settima era rappresentata dai dati riferiti al microinfusore. E così, di programma in programma, si arrivava all'ottavo passaggio, quello fornito dal sistema regionale per l'erogazione del piano terapeutico riguardante le strisce glicemiche e quelle per la rilevazione della chetonemia. Altre finestre riguardavano infine l'INPS, la scuola, l'attività sportiva, le farmacie delle aziende territoriali... forse dimentico qualcosa, ma non importa. Avere davanti al naso le finestre di dieci programmi attivi contemporaneamente era una perdita di tempo notevole. Se avessi continuato così, avrei solo guardato il computer senza rivolgere lo sguardo verso quelle persone che, perdendo una giornata di lavoro, erano venute in ospedale ad ascoltare che cosa avevo da dire sul loro figlio. Pertanto, negli ultimi anni, ahimè, su quel pc ho scritto pochissimo, il meno possibile. Era l'unica carta che mi potessi giocare.

Riccardo Lera

5.3 Siamo in stato di emergenza?

Gli episodi di aggressione fisica ai danni di medici e sanitari, avvenuti soprattutto nei pronto soccorso o nelle sedi della guardia medica, costituiscono un fenomeno certamente non nuovo nella storia della Sanità italiana degli ultimi quarant'anni, ma ora esploso nei numeri a evoluzione deleteria delle già infinite aggressioni verbali.

Creare deterrenza da questo spregevole reato, applicando misure come il cosiddetto "arresto in differita", anziché "a piede libero" così come proposto di recente dalla attuale maggioranza politica, sembra essere davvero poca cosa rispetto persino alla comunque insufficiente presenza di telecamere e guardie di sicurezza all'interno dei DEA. Partendo pertanto dall'analisi del frequentatore tipo di queste strutture, occorre prendere in esame le dinamiche riferite agli accessi.

Come recentemente riportato dal «Corriere della Sera», sono 18,5 milioni secondo l'Agenzia Nazionale per i servizi Sanitari regionali (Agenas) gli accessi registrati nel 2023 presso le 615 strutture italiane, con un aumento del 7% rispetto all'anno precedente. 12,4 milioni di questi erano ripartiti in codici bianchi e verdi (di cui 4 milioni definiti come accessi impropri), che prevedevano mediamente un'attesa di circa quattro ore[9].

La maggior parte degli accessi, sempre secondo l'agenzia in parola, avviene il lunedì mattina, quando in teoria i medici curanti dovrebbero essere reperibili, ma anche quando bisogna andare a lavorare (il paziente tipo ha fra i 25 e i 64 anni, cioè in età lavorativa)[10]. Molto spesso però (a volte seduti, quando non sdraiati sulla barella) l'attesa si protrae per tutta la giornata, al netto tuttavia dei conseguenti ricoveri che, sempre come riferito dall'Agenas, non superano il 12%[11].

Il pronto soccorso, in mancanza di una risposta da parte della Sanità territoriale, viene pertanto considerato, soprattutto da chi versa in condizioni economiche precarie, come l'unica possibilità di assistenza sanitaria. Quando poi i tempi di attesa si allungano, ecco esplodere i fenomeni di violenza di cui parla la cronaca nera.

---

[9] Gabanelli, M. e Ravizza, S. *Pronto soccorso: cosa non funziona*. «Corriere della Sera», 17 settembre 2024.
[10] *Ibidem*.
[11] *Ibidem*.

Il territorio, d'altronde, nel mondo della Sanità, non riesce più a conciliare le esigenze delle persone, essendo talmente rilevante la carenza di medici di famiglia (vedi Figura 2.3) che il loro limite massimo di assistiti da 1.500 viene spesso innalzato a 1.800.

Oberati come sono dalle loro incombenze, i medici di medicina generale possono essere consultati telefonicamente solo in certe ore della giornata, l'accesso al loro ambulatorio è spesso possibile solo su prenotazione e dal venerdì pomeriggio fino al lunedì mattina sono quasi sempre irrintracciabili. Pressati da una burocrazia devastante (ma anche protetti da un accordo di convenzione e non di dipendenza con lo Stato) e dall'utenza, spesso rinviano il problema agli specialisti, o ricorrono agli esami in maniera a volte indiscriminata, intasando le cosiddette liste di attesa. Con questa situazione è evidente che il pronto soccorso appare come l'unico presidio dove essere visitati.

Una scelta che tuttavia va ad aggravare un altro problema. Come denunciato lo scorso maggio 2024 dalla Commissione della Camera per gli Affari Sociali, infatti, la stima delle carenze nei pronto soccorso ammonterebbe a 4.500 medici e 10.000 infermieri[12]. Sempre lo scorso maggio la Commissione ha ritenuto inoltre di dover mettere nero su bianco che «negli ultimi anni, solo la metà dei contratti di specializzazione banditi in medicina d'emergenza-urgenza sono stati assegnati, come risulta dai dati del Ministero dell'Università e della Ricerca. A questo dato, già di per sé poco confortante, si andrebbe poi a sommare un significativo tasso di abbandono, stimato intorno a un ulteriore 10-20%»[13].

---

[12] XII Commissione Affari Sociali della Camera dei Deputati, Seduta 21 maggio 2024. Allegato: Indagine conoscitiva sulla situazione della medicina dell'emergenza/urgenza e dei pronto soccorso in Italia. Documento conclusivo approvato dalla commissione, p. 23.
[13] *Ivi*, p. 11.

Solo una nuova riforma del SSN potrà risolvere in maniera complessiva questi e gli altri problemi, auspicando ovviamente che si realizzi al più presto quanto dichiarato dalla Società Italiana della Medicina di Emergenza Urgenza, secondo la quale «è necessario correggere questa situazione attraverso una profonda riforma del sistema che incida, in primo luogo, sul potenziamento della Medicina del territorio, così da intercettare istanze non urgenti, che a volte si riversano in modo inappropriato sul pronto soccorso[14]».

La realizzazione delle cosiddette Case della Salute, che dovrebbe garantire una presenza più assidua dei medici di medicina generale sul territorio anche con la compartecipazione degli specialisti, tarda nella realizzazione anche per la ferma opposizione di molti medici di base stessi, che essendo dei liberi professionisti convenzionati col SSN (e quindi non sottoposti agli obblighi, ma anche ai vantaggi dei dipendenti) non vedono di buon occhio un maggiore controllo sul loro operato, con una possibile assimilazione al personale dipendente[15].

DIARIO MEDICO. PEDALARE IN SALITA

Per il malato con una patologia cronica, sia questa esclusivamente medica o psichiatrica, dovrebbe essere prevista una gestione ad hoc volta a facilitare l'accesso alle cure e la stabilità dell'equipe di riferi-

[14] *Ivi*, p. 17.

[15] Si rimanda a: Agnetti, B. *Case della salute e case della comunità Uguali o diverse?*, «Quotidiano Sanità», 10 aprile 2023; *Case della salute ed Ospedali di comunità: i presidi delle cure intermedie. Mappatura sul territorio e normativa nazionale e regionale*, www.documenti.camera.it; Bartoloni, M. *Il flop delle case di comunità: aperte solo un terzo e in molte non ci sono i medici.* «Il Sole 24ore», 10 settembre 2024.

mento. Questo però negli ultimi anni è apparso assai difficoltoso a causa, oltre che delle carenze organiche, di una selva burocratica dalla quale è impossibile uscire indenni. Motivo per cui, pungolati dalle associazioni di volontariato dei pazienti, a similitudine di moltissimi altri colleghi ci siamo prodigati con i pochi mezzi a nostra disposizione per costruire percorsi funzionali e personalizzati per i nostri pazienti. Una serie di iniziative che l'amministrazione ospedaliera non sempre ha visto di buon occhio, tanto più se non comportavano un ritorno economico o di immagine immediato.

Maurizio Cremonte

5.4 Perché la spesa sanitaria continua ad aumentare?

Recentemente, sulle pagine web del «Quotidiano Sanità», è comparso uno studio basato sulla relazione al Parlamento che il Ministero della Salute ha redatto sullo stato sanitario del Paese dal 2017 al 2021; una relazione che mancava da ben otto anni[16].

Un documento assai interessante, dal quale è possibile rilevare come in quel quinquennio la spesa sia aumentata del 9,3% e, ben più importante, come a seguito della pandemia la spesa per i cosiddetti consumi intermedi, in gran parte farmaci ospedalieri e dispositivi medici, abbia inciso per la prima volta più del costo del personale dipendente[17]. Dati da cui consegue

[16] Fassari, L. «Quotidiano Sanità», 20 ottobre 2022.

[17] Sulla base dei dati depositati dalle Regioni e dalle Province Autonome nel Nuovo Sistema Informativo Sanitario (NSIS) con riferimento al 4° trimestre 2021, la spesa complessivamente sostenuta del Servizio Sanitario Nazionale (SSN) per la garanzia dei Livelli Essenziali di Assistenza (LEA) ammonta, nell'anno 2021, a 124.176 milioni di euro. Nel periodo in esame, 2017-2021, si evidenzia un andamento crescente, passando da 113 miliardi

l'esiguità dei fondi a disposizione per la Medicina territoriale: un modesto 5,77%, che spiega, almeno in parte, il tracollo del territorio di fronte al coronavirus[18].

Tuttavia, provando ad allargare lo sguardo oltre quel quinquennio, appare evidente come negli ultimi quarant'anni si sia assistito a nuove scoperte sulla diagnostica, sulla prevenzione e sulla cura. Sulla prima si è riscontrato qualche progresso in campo microbiologico, arrivando a riconoscere batteri prima ignoti. Analoghi successi hanno interessato la virologia, come pure in campo laboratoristico, la genetica e la diagnostica per immagini.

Per quanto riguarda invece la prevenzione, risultati straordinari sono stati conseguiti nel campo delle vaccinazioni, sconfiggendo gli agenti eziologici delle meningiti batteriche e di molte altre malattie virali, compreso il coronavirus, grazie a un'azione condotta dalle nuove frontiere della ricerca[19].

Ogni specialità medica ha quindi conosciuto progressi inimmaginabili: in materia di trapianti, chirurgia robotica, nanomedicina e nanotecnologie, di dispositivi indossabili nell'assistenza e nella cura e infine di bio-printing. Detto ciò, appare più che evidente come dietro a ciascuno dei traguardi sopracitati, ci siano ingenti investimenti nell'attività di ricerca che non possono che riflettersi sui costi finali a carico del consumatore.

---

e 590 milioni di euro nel 2017 a 124 miliardi e 176 milioni nel 2021, con un incremento complessivo, nell'intervallo di tempo considerato, di circa il 9,3%. L'incremento più significativo si rileva negli anni 2020 (+3,3%) e 2021 (+3,2) a causa dei maggiori costi sostenuti per fronteggiare l'emergenza epidemiologica da Covid-19 (Relazione Stato Sanitario del Paese 2017-2021, Ministero della Salute, www.salute.gov.it).

[18] Fassari, L. «Quotidiano Sanità», 20 ottobre 2022.

[19] Lynch, S. (2022). *Sviluppo di nuovi farmaci*. www.msdmanuals.com/it-it/professionale/farmacologia-clinica/concetti-di-farmacoterapia/sviluppo-di-nuovi-farmaci

Certamente le multinazionali del farmaco non sono esenti da critiche per le loro politiche commerciali, ma resta il fatto incontrovertibile che le innovazioni costano.

Un altro elemento molto importante, che incide non poco sull'aumento della spesa sanitaria, è l'incremento della popolazione anziana residente, dovuto alla crescita notevole che l'aspettativa media di vita ha raggiunto anche in Italia, anche grazie alla Legge 833/78. Le nuove frontiere della scienza ci hanno infatti permesso indubbiamente di vivere più a lungo, pena tuttavia la comparsa di malattie croniche, tumorali o degenerative che affliggono prevalentemente le persone anziane. La nuova piramide dell'età, stante la riduzione delle nascite, ci permette di prevedere come gli over 65, attualmente pari al 23,9% della popolazione, aumenteranno fino a raggiungere il 30,2% nel 2035, incrementando ovviamente anche la spesa sanitaria[20].

DIARIO MEDICO. LA SPADA DI DAMOCLE

Se Atene piange, Sparta non ride. Se infatti la Medicina ospedaliera è continuamente sotto la spada di Damocle rappresentata dall'economia di spesa, i medici presenti sul territorio vivono sotto una pressione costante volta al risparmio. A loro si chiedono, con editti emanati dalle direzioni generali e sanitarie, risparmi sulla diagnostica e sulla spesa farmaceutica. Emblematica, in tal senso, è una indicazione indirizzata tempo fa ai medici di famiglia operanti in provincia di Alessandria, dalla propria Struttura Complessa della Farmacia Territoriale, secondo cui: «da un'analisi condotta sui pazienti over 80 [...] in poli farmacoterapia, si è rilevato che n. 2.700 assistiti

[20] Istat, report 22 settembre 2022.

hanno ricevuto, nell'arco del quarto trimestre 2023, prescrizioni di un numero superiore a 10 principi attivi. Poiché è ormai noto che i pazienti politrattati spesso sono meno complianti e più soggetti a possibili interazioni tra farmaci e a eventuali reazioni avverse, e che la collaborazione del curante è fondamentale per una ricognizione farmacologica completa e affidabile (...) nella scheda allegata ti segnaliamo n. 3 pazienti politrattati sui quali sarebbe probabilmente utile una ricognizione e riconciliazione farmacologica della terapia con eventuale deprescrizione di alcuni principi attivi»[21].
Ora, al di là delle corrette motivazioni riferite al fatto che i pazienti politrattati possano essere meno complianti e più soggetti a reazioni avverse da farmaci, è singolare che la segnalazione del servizio farmaceutico vada a indicare tre ottuagenari probabilmente individuati in maniera del tutto casuale.

Riccardo Lera

5.5 Serve ancora l'accesso a numero chiuso?

Va detto, innanzitutto, che a proposito delle recenti proposte legislative tese ad aprire le porte delle facoltà di Medicina e Chirurgia, abolendo di fatto il numero chiuso, queste non risolverebbero il problema attuale della carenza di specialisti[22]. Infatti, già ora il numero dei laureati supera di molto i posti disponibili nelle varie specialità compresa quella di MMG, creando così un evidente imbuto formativo che penalizza non pochi nuovi medici[23]. Alcuni di questi scelgono di andare a

[21] Segnalazione ai MMG a cura della Farmacia Territoriale ASL AL in data 03 giugno 2024.
[22] Bruno, E. «Il sole 24ore», 24 aprile 2024.
[23] «Quotidiano Sanità», venerdì 09 agosto 2024.

svolgere il loro lavoro all'estero, sperperando in parte un investimento che lo Stato italiano e i cittadini hanno fatto per la loro istruzione[24]. L'altra parte rimane invece con scarse prospettive lavorative poiché, senza una specializzazione, l'assunzione (o il convenzionamento) nel servizio sanitario pubblico o privato risulta impossibile.

Sarebbe forse più logica, pertanto, una programmazione che preveda di allineare il numero dei medici laureati al fabbisogno prospettico almeno quinquennale dei medici specialisti, o, qualora questo non fosse possibile per motivi finanziari, si potrebbe tornare al vecchio modello parallelo dell'assistente in formazione, ovvero medico non specialista, assunto in ospedale per formarsi, il quale dopo un congruo periodo di anni viene equiparato a quello uscito dalla specialità. Recentemente su questo punto sono in atto alcune esperienze, non sempre viste di buon occhio dai direttori delle scuole di specialità, che consentono agli specializzandi di frequentare regolarmente già dai primi anni i reparti ospedalieri convenzionati con la scuola di specializzazione, con un contratto a tempo determinato e con orario ridotto[25].

5.6 Avremo solo una Sanità privata?

A questa domanda si potrebbe rispondere: «probabilmente sì». Anzi, sotto certi aspetti si potrebbe addirittura affermare

[24] Certamente importante per un giovane l'ipotesi di maturare una esperienza formativa all'estero: cosa assai diversa dal fenomeno dei cosiddetti cervelli in fuga, ossia i neolaureati costretti a recarsi in altri Paesi poiché in Italia non trovano un lavoro adeguatamente remunerato.

[25] Decreto Calabria art. 1; cc. 547-8-bis Legge 145/2018; Emendamento ANAAO art. 14; c. 1 Legge 34/2023.

che sia già così. Non certo secondo i politici nazionali e regionali di maggioranza degli ultimi decenni, però.

A differenza di quanto avviene in Paesi per così dire più pragmatici, la nostra classe governativa è abituata a presenziare le passerelle, fuggendo invece dall'assunzione diretta delle responsabilità politiche che le competerebbero. Quando il Regno Unito negli anni Ottanta decise di abbandonare il proprio sistema universalistico, per esempio, la signora Margareth Thatcher (allora Primo Ministro della Corona britannica) non usò tanti giri di parole. Lo dichiarò alla Nazione e lo fece, punto e basta, demolendo così il servizio sanitario di Sua Maestà che non si è mai più pienamente ripreso.

Il popolo dello Stivale, invece, non ascolterà mai annunci di quel tipo. Tutto passerà, come al solito, sottotraccia, e non ci sarà alcun Presidente del Consiglio dei Ministri, né alcun Ministro della Salute disposto a metterci la faccia. Il lavoro sporco lo farà, come sempre, il Ministro del Tesoro, finanziaria dopo finanziaria, bilancio dopo bilancio. Un taglio qui, uno là, il SSN sta morendo di morte lenta. Questo anche nell'ipotesi di dare il tempo al mondo delle assicurazioni di sostituire gradualmente lo Stato, che attualmente finanzia per gran parte anche la Sanità privata. Un privato, beninteso, in grado quasi sempre di offrire ai cittadini un'efficienza indubbiamente superiore rispetto a quella del SSN, non fosse altro perché trattasi di strutture ambulatoriali, oppure ospedaliere, cui tuttavia normalmente non afferiscono le emergenze legate all'attività di pronto soccorso.

Infatti, la Sanità pubblica (ambulatoriale oppure ospedaliera che sia) non solo garantisce gli accertamenti clinici programmati, ma si fa pure carico di quanto inviato dalla rete delle emergenze, o delle urgenze indifferibili. Per questo, ma anche a causa di inefficienze organizzative, i tempi di attesa sia per l'esecuzione dell'accertamento, sia per la sua refertazione, risultano dilatati in palese contrasto con la tempestività delle strutture private convenzionate.

Attualmente anche il privato convenzionato sembrerebbe però faticare a rispondere rapidamente alle richieste provenienti dal SSN, inducendo sempre di più l'utenza a preferire il canale a pagamento. Una scelta che però, analizzando la cosa più approfonditamente, potrebbe rivelare qualche brutta sorpresa. Osservando infatti le attuali strutture in campo chirurgico presenti nel settore privato, si può notare come la regola aurea in tale realtà sia quella, obbligata, di perseguire il massimo profitto col minimo sforzo (in questo caso economico), ossia sfruttando fino all'ultimo le apparecchiature in dotazione, prima di effettuare nuovi investimenti acquistandone di nuove e più aggiornate. Cosa che non sempre avviene all'interno del Servizio Sanitario Nazionale, che annovera ancora in molti casi dei veri e propri centri di eccellenza, dotati di costosissime tecnologie pienamente all'avanguardia.

Il timore, quindi, è quello che in futuro (e in alcuni casi già oggi) poter essere operati all'interno della Sanità pubblica sarà da considerarsi un lusso.

5.7 Siamo arrivati al punto di non ritorno?

Questa domanda richiede una risposta articolata e complessa. Come tutti sanno, i medici si dividono tra quelli cosiddetti "di famiglia" e quelli "ospedalieri", che costituiscono due "corporazioni" assai diverse tra loro. I primi, ossia i medici di medicina generale, nonché i pediatri di libera scelta (questi ultimi una realtà positiva solo italiana), lavorano come liberi professionisti in regime di convenzione con lo Stato. Non hanno alcuna possibilità di carriera (se non quella di raggiungere il loro massimale di assistiti, 1.500 per i medici di medicina generale e 800 per i pediatri di libera scelta, molto spesso aumentati in deroga a livello locale e regionale).

Sono tutelati da poche unità sindacali e, in Parlamento, sono invece rappresentati in tutti i partiti dell'arco costituzionale. Le loro lotte, negli anni, si sono prevalentemente concentrate in una monetizzazione del proprio impegno burocratico di contenimento della spesa, talora a discapito del tempo da dedicare professionalmente ai loro pazienti.

Il popolo dei medici ospedalieri è invece assai poco uniforme e formato esclusivamente da specialisti. Ciò si traduce in aspettative di carriera differenti e in una varietà di sigle sindacali quasi infinita, spesso incapaci di individuare obiettivi comuni. Inoltre, la maggioranza della classe medica è poco incline ad aderire agli scioperi o alle manifestazioni di protesta, costringendo spesso i sindacati del comparto sanitario all'inazione. Allo stesso modo i rappresentanti della volontà dei cittadini, quali i partiti (di governo e di opposizione) e le confederazioni sindacali nazionali non di categoria, sono rimaste spesso silenziose.

Come dire, in definitiva, che al quadro di devastazione della Sanità pubblica hanno contribuito, colpevolmente, un po' tutti, medici compresi, i quali, complice l'indifferenza di chi poteva prevedere, hanno finito col tralasciare uno dei dettami costituzionali più importanti: la salute intesa come bene individuale e collettivo.

Stando ai dati forniti dalla Fondazione Gimbe, l'attuale divario della spesa sanitaria pubblica rispetto alla media dei paesi Ocse membri dell'Unione Europea ammonta a 889 euro pro capite, con un gap complessivo che sfiora i 52,4 miliardi di euro e con una spesa a carico delle famiglie che segna un +10,3%. Sempre Fondazione Gimbe rivela che nel 2023 quasi 4,5 milioni di persone hanno rinunciato alle cure, 2 milioni e mezzo dei quali per motivi economici[26].

Possiamo quindi concludere che il punto di non ritorno è sicuramente vicino, a meno di sostanziali riforme normative accompagnate dal reperimento di risorse adeguate sia in termini economici sia di personale.

[26] Cartabellotta, N. *VII rapporto GIMBE.* «Il Sole 24 Ore», 8 ottobre 2024.

Conclusioni

"Curare" e "prendersi cura" sono due termini che sembrano significare la stessa cosa, ma che invece non sono affatto sinonimi tra loro. L'origine sta nelle locuzioni inglesi *I cure* e *I care*, traducibile la prima in "io curo" mentre l'altra in "io mi faccio carico di".

La differenza è notevole. Nel primo caso il rapporto medico paziente è di tipo verticistico: io sono il medico, tu sei il paziente, a te è dovuto il mio sapere tecnico punto e basta; mentre il secondo pone il rapporto sotto un profilo paritetico: io, medico, ti affianco facendomi carico delle tue difficoltà e aiutandoti a risolverle.

Questo tipo di sensibilità è spesso frutto, per fortuna, del percorso educativo personale, in quanto la selezione garantita dall'accesso al corso di studio in Medicina e Chirurgia non ne tiene invece in debito conto. Eppure, questa modalità di approcciare la professione è importante poiché la persona oggetto dell'intervento è vista in maniera olistica, non solo nei suoi aspetti biologici e fisiopatologici, ma anche nelle componenti e nei bisogni psicologici, emotivi e relazionali. Tali aspetti professionali, necessitanti capacità di ascolto e sostegno, richiedono un rapporto empatico che è ben presente nei corsi universitari infermieristici, ma non ancora completamente in quelli medici.

Quel rapporto empatico che, in tutta evidenza, traduce nella pratica la realizzazione del dettato costituzionale: un diritto fondamentale (recita appunto l'articolo 32), anzi l'unico, poiché l'aggettivo "fondamentale" si accompagna nella Costituzione solo a questo diritto e dove viene evidenziato il rispetto per la persona[1].

Un rispetto che deve essere garantito dai medici a tutti i pazienti, facendosi carico dei loro problemi di salute, ma che si scontra con la mancanza di tempo, con le carenze organiche, con la burocrazia sempre più imperante.

Venendo al punto, va rilevato ancora una volta che molti medici sono andati anzitempo in pensione, proprio perché è diventato impossibile garantire ai cittadini sia quel diritto, sia quel rispetto, venendo meno in tal modo ai principi su cui avevano impostato la propria vita professionale.

Per quelli come noi, in ogni caso, è stato così. Una scelta certamente dolorosa, ma divenuta ormai ineludibile e nella quale non si può certo negare che abbiano influito (anche) altri fattori obiettivi come l'età e la salute sempre meno compatibili con i turni ospedalieri, l'esigenza di ritrovare una vita privata meno sacrificata e, non ultimo, anche la consapevolezza obiettiva di percepire una remunerazione incongrua rispetto ai rischi professionali cui si era esposti.

Una decisione dal sapore amaro della disillusione, misto a una rabbia infinita. Un sentimento negativo rivolto non tanto ai vertici dirigenziali delle aziende sanitarie, spesso asserviti alla politica e responsabili di aver eseguito ciecamente le

[1] Costituzione della Repubblica italiana art. 32 c. 2: «Nessuno può essere obbligato a un determinato trattamento sanitario se non per disposizione di legge. La legge non può in nessun caso violare i limiti imposti dal rispetto della persona umana».

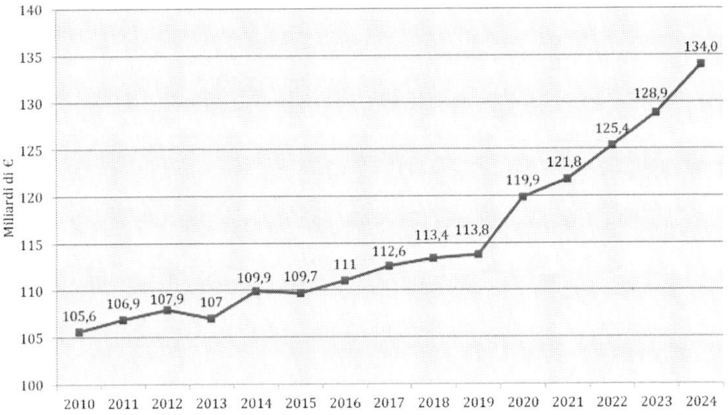

Figura 1 – Fabbisogno sanitario nazionale. Trend 2010-2024 (7° Rapporto GIMBE sul SSN. 2024)

direttive ricevute, ma soprattutto contro chi, negli ultimi tre decenni, ha assunto quei provvedimenti in grado di smantellare (quasi) definitivamente il Servizio Sanitario Nazionale. Va poi considerato che la situazione si è ulteriormente aggravata con un fabbisogno sanitario nazionale che, sia pure con trend molto diversi, negli ultimi quattordici anni è aumentato complessivamente di 28,4 miliardi di euro (2 miliardi di euro di media annua).

Nel periodo precedente il Covid-19 (2010-2019), alla Sanità pubblica sono stati sottratti oltre 37 miliardi di euro, necessari al risanamento della finanza pubblica, e assegnate minori risorse rispetto a quanto necessario e programmato.

Nel biennio successivo a tale periodo, a dire il vero, il Fondo Sanitario Nazionale (FSN) è aumentato di oltre 11 miliardi e mezzo: una cifra interamente assorbita dai costi della pandemia, che non ha permesso un rafforzamento strutturale del SSN, né consentito alle Regioni di mantenere in ordine i bilanci.

Per il biennio in corso, invece, il FSN è aumentato di 8 miliardi e 653 milioni di euro.

Nel 2023, però, di quel totale, 1 miliardo e 400 milioni sono stati assorbiti dai maggiori costi energetici, mentre dal 2024 oltre 2 miliardi e 400 milioni sono stati destinati ai rinnovi contrattuali del personale[2].

Uno sfacelo evidenziato addirittura dalla Corte dei conti in occasione dell'inaugurazione dell'anno giudiziario 2024, nella relazione durissima con la quale la magistratura contabile del nostro Paese ha puntato il dito anche sulle disparità regionali e sulle carenze del territorio, sottolineando diversi aspetti condivisibili sulle risorse, in relazione all'andamento demografico e ai bisogni di salute della popolazione[3]. Forti incrementi, in quel periodo, sono stati poi raggiunti anche per quanto attiene la spesa sostenuta direttamente dai cittadini[4].

[2] Cartabellotta, N. *VII rapporto GIMBE.* «Il Sole 24 Ore», 8 ottobre 2024.
[3] «La grave crisi di sostenibilità del sistema sanitario nazionale non garantisce più alla popolazione un'effettiva equità di accesso alle prestazioni sanitarie, con intuibili conseguenze sulla salute delle persone e pesante aumento della spesa privata. [...] Il SSN dopo aver sostenuto l'impatto della pandemia, soffre di una crisi sistemica accentuata dalla "fuga" del personale sanitario, non adeguatamente remunerato, cui si dovrebbe rispondere, a livello nazionale e regionale, con decisioni e investimenti non più rinviabili, nei campi dell'organizzazione, delle strutture, della formazione e delle retribuzioni, capaci di ridare lustro a una professione che, assieme a quella degli insegnanti, misura il senso civile di un Paese». Harari, S. *La Sanità è malata, lo dice la Corte dei Conti.* «Corriere della Sera», 19 febbraio 2024.
[4] Nel periodo 2021-2022 ha registrato un incremento medio annuo dell'1,6% (+ 5 miliardi e 326 milioni di euro in 10 anni), nel 2023 si è impennata aumentando del 10,3% (+€ 3 miliardi e 806 milioni) in un solo anno. Nel 2023, secondo l'Istat, 4,48 milioni di persone hanno rinunciato a curarsi per diversi motivi: lunghi tempi di attesa, difficoltà di accesso (struttura lontana, mancanza di trasporti, orari scomodi), problemi economici (impossibilità di pagare, costo eccessivo). E per motivi economici nel 2023 hanno rinun-

Riprendendo invece il discorso alla base della decisione di quei medici che hanno lasciato, esiste un'altra motivazione, che riguarda il rapporto esistente fra i medici stessi e l'economia. Per comprenderlo, tuttavia, occorre chiedersi innanzitutto se un medico non possa sentirsi svincolato dal contesto economico e aziendale nel quale opera e vive.

Lo stesso Codice deontologico recita molto chiaramente: «Il medico che opera in strutture pubbliche o private, concorre alle finalità sanitarie delle stesse»[5].

Fra le finalità aziendali vi sono ovviamente anche quelle di natura economica e dunque perché mettersi in contrasto su questi temi? Perché contestare il sistema dei DRG? Si sa, i bisogni sono infiniti, le risorse purtroppo no. È inevitabile che il diritto alla salute debba fare i conti con la spesa, ed è allo stesso modo inevitabile che il medico non possa non contribuire alla sostenibilità del sistema.

Queste critiche hanno un qualche fondamento e sono motivo di discussioni e dibattiti, a patto però di rimarcare che, se è vero che l'operare del medico non può essere neutro rispetto alla sostenibilità del sistema, è altrettanto incontrovertibile che debba essere la sua etica professionale a imporgli di mettere sempre al primo posto la cura del paziente. Il problema alla base di questa contrapposizione è che, nell'attuale orga-

ciato alle cure quasi 2,5 milioni di persone (4,2% della popolazione), quasi 600.000 in più dell'anno precedente. Inoltre, la manovra economica messa in atto dall'esecutivo non lascia intravvedere margini di miglioramento: secondo il Piano strutturale di Bilancio deliberato lo scorso 27 settembre in Consiglio dei Ministri, il rapporto spesa sanitaria/PIL si riduce dal 6,3% nel 2024-2025 al 6,2% nel 2026-2027. A fronte di una crescita media annua del Pil nominale del 2,8%, nel triennio 2025-2027 il piano strutturale di bilancio stima una crescita media della spesa sanitaria del 2,3% annuo. *Ibidem.*

[5] Art. 68 del Codice di Deontologia Medica, 2014.

nizzazione sanitaria, gli aspetti legati all'utilizzo delle risorse disponibili sono esclusivamente di tipo quantitativo. Tanto c'è, tanto si può spendere.

La globalità del sistema non è mai affrontata dal punto di vista della qualità delle cure e di come queste debbano essere erogate. Quella della sostenibilità è una sfida che dunque non può essere lasciata solo a chi si occupa di economia. Ora, pur concordando con chi ritiene che il rapporto fra medico ed economia possa apparire come un binomio quasi impossibile, va comunque rilevato che, se il medico deve essere cosciente delle conseguenze economiche dei propri atti, presi sempre nell'interesse del paziente, è incontestabile che «la gestione della sostenibilità del sistema deve essere garantita non contro il medico, ma attraverso il medico perché l'economia contro la professione vale come se fosse contro il malato»[6]. Vale a dire che a stringere il medico nella tenaglia fra economia e paziente, il buon medico sceglierà sempre il paziente.

Come non comprendere, per esempio, che nel caso di un nuovo farmaco dal costo superiore al precedente, ma di gran lunga più efficace per la salute del paziente, il medico procederebbe con la nuova prescrizione assolvendo a un preciso obbligo di carattere etico e deontologico? Infatti, per quanto il medico nelle proprie decisioni debba sempre riferirsi a linee guida e raccomandazioni, le scelte che compie e le conseguenti responsabilità che si assume vanno poi comunque adeguatamente contestualizzate.

Non a caso, infine, si vanno sempre più affermando negli ultimi periodi la medicina di genere e addirittura quella per-

---

[6] Mancin, O. *Medici ed economia. Binomio impossibile?* «Quotidiano Sanità», 15 maggio 2019.

sonalizzata. Il perché è semplice: ogni persona, ogni singolo paziente è un soggetto biologicamente irripetibile e non sempre standardizzabile. Pertanto, la scelta del medico è sempre soggetta a molte variabili. Detto ciò, non possiamo ignorare come il problema della coesistenza tra Economia e Sanità vada affrontato a livello politico-istituzionale, attraverso una riforma globale che ne garantisca la sua compossibilità. La Legge 833/1978, quando fu istituita, aveva nelle sue fondamenta questo importante concetto, poiché molto spazio era allora conferito alla prevenzione rispetto alla cura. Intervenendo prima e garantendo una buona Medicina territoriale che eviti il ricorso alle cure ospedaliere, infatti, non c'è dubbio che i costi sarebbero automaticamente più contenuti.

Purtroppo, invece, l'avvento delle riforme sanitarie del 1992 e del 1999 hanno fatto sì che, con la privatizzazione della Sanità e la relativa aziendalizzazione della stessa, la prevenzione della salute diventasse del tutto marginale: «ma senza salute il SSN diventa sempre più di cura, diventando progressivamente sempre più finanziariamente insostenibile cioè sempre più costoso»[7].

E, infine, la resa dei conti. Questa nostra testimonianza nasce indubbiamente come una riflessione fatta a posteriori, formulata dopo il nostro collocamento a riposo, mentre nel mondo infuriava la pandemia. In quei mesi abbiamo avuto la possibilità di documentarci e ragionare sulla nostra esperienza professionale e soprattutto sulla sua conclusione.

Abbiamo la certezza che chi si addentrerà fra le pagine di questo libro inevitabilmente maturerà, a fronte del disastro nel

---

[7] Cavicchi, I. *La vera catastrofe della sanità non è la catastrofe in sé ma la mancanza di un pensiero di riforma adeguato per evitarla*. «Quotidiano Sanità», 24 maggio 2023.

quale il servizio sanitario pubblico è finito, una domanda precisa: possibile che voi non vi siate mai accorti di nulla? Una domanda che ne sottintende un'altra, molto più sottile: perché non vi siete ribellati, invece di lamentarvi ora?

Avvertiamo questo probabile interrogativo con inquietudine, sentendo affiorare dentro di noi una terza durissima domanda: facciamo parte anche noi (e per noi intendiamo noi tecnici della Sanità, dalle direzioni sanitarie fino all'ultimo dei portantini) di quell'area che, riferita al rapporto con il potere e spesso definita come zona grigia, ha garantito l'esistenza e contribuito al decadimento del SSN? Come dire che accettando un compromesso con il potere e diventandone collaboratori, noi tecnici della salute siamo, non essendoci opposti, correi del progressivo smantellamento della Sanità pubblica?

La domanda è assolutamente pertinente, ma concedeteci le attenuanti. Alcune volte, infatti, almeno individualmente abbiamo cercato di opporci, ma è chiaro che questa frana progressiva poteva essere evitata solo grazie al coinvolgimento di grandi forze sociali, quali i partiti o i sindacati, se si fossero impegnate nella realizzazione di una nuova riforma del SSN. Ma, dispiace dirlo, ciò non è avvenuto.

Post scriptum

L'Organizzazione Mondiale della Sanità, già dal 1946, definisce il concetto di salute come: «uno stato di completo benessere fisico, mentale e sociale e non semplicemente di assenza di malattia o infermità»[8]. Quindi il benessere dell'uomo non si limita a un contesto puramente fisico, ma coinvolge in generale l'ambiente in cui esso vive. Ne deriva che gli aspetti ambientali, sociali ed economici determinano in modo essenziale la qualità di vita degli individui e, conseguentemente, la crescita e lo sviluppo delle comunità esigono sempre più di essere pensate in una prospettiva di mantenimento o miglioramento della stessa.

In quest'ottica anche la Sanità dovrebbe occuparsi in primo luogo della qualità di vita delle persone, non intesa solo come quantità di cure, ma più precisamente nel senso sia di prevenire la malattia, sia di "prendersi cura" dei malati al fine di garantire loro una qualità di vita soddisfacente, anche in presenza di patologie non guaribili o, ancor più, se in fase di fine vita.

È in questo scenario che nella coscienza del professionista emerge la necessità di evitare che i propri atti si tramutino in

[8] Dal Protocollo relativo alla costituzione dell'Organizzazione mondiale della sanità, stipulato a New York il 22 luglio 1946. (D.Lgs del Capo provvisorio dello Stato, 4 marzo 1947, n. 1068. G. U. Serie Generale n.236 del 14-10-1947 - Suppl. Ordinario n. 2360).

accanimento terapeutico, o, dal lato opposto, in eutanasia. In quei momenti, infatti, il medico è pressato: da un lato dai familiari del paziente, in particolare quando si tratta di minori, a non abbandonare i trattamenti rivolti alla cura della malattia, per prendersi invece cura del soggetto in senso olistico; dall'altro dalla necessità di rispettare i desideri espressi dal paziente (o dai familiari quando si sa ascoltarli) circa la conclusione di una situazione di sofferenza non più tollerabile, nonostante la messa in atto di adeguati trattamenti palliativi.

Sono molti i medici che si sono trovati in questa difficile situazione, che solo una posizione di ascolto competente, determinante la costruzione di un rapporto di fiducia medico-paziente-famiglia, permette di risolvere in maniera positiva. Attivare e condurre un percorso di cure palliative, infatti, vuol dire farsi carico di quell'insieme di rimedi, non solo farmacologici, volti a migliorare il più possibile la qualità della vita sia del malato (non solo in fase terminale), sia dei suoi familiari. Ossia prendersi cura del soggetto in maniera globale: della sua sofferenza fisica e spirituale, garantendone, per quanto possibile, la dignità della vita[9].

---

[9] Le cure palliative sono state definite dall'Organizzazione Mondiale della Sanità (OMS) come: «un approccio che migliora la qualità della vita dei malati e delle loro famiglie che si trovano ad affrontare problematiche associate a malattie inguaribili, attraverso la prevenzione e il sollievo della sofferenza per mezzo di un'identificazione precoce e di un ottimale trattamento del dolore e di altre problematiche di natura fisica, psicologica, sociale e spirituale». Esse, quindi, affermano la vita e considerano la morte come un evento naturale, non accelerano né ritardano la morte, nulla hanno a che vedere con qualsiasi forma di accanimento terapeutico o di eutanasia, provvedono al sollievo dal dolore e dagli altri disturbi, integrano agli aspetti sanitari, gli aspetti psicologici, sociali e spirituali dell'assistenza, offrono un sistema di supporto alla famiglia sia durante le fasi della malattia, sia durante il lutto, possono essere applicate precocemente nella malattia, in

È solo in quest'ottica che la morte, quando arriva (purtroppo a qualunque età), può essere accettata come conclusione di una vita pienamente vissuta. La morte arriva, infatti, ma nonostante sia vero che la Medicina dovrebbe prendersi cura di tutti, nel tentativo di salvarli tutti, non per questo dev'esserci necessariamente un colpevole.

Negli anni abbiamo incontrato più volte la morte di bambini e la cosa ci ha ovviamente segnati per sempre. Abbiamo dovuto imparare a nostre spese quanto spesso la morte assuma le vesti di un invitato inquietante, sempre pronto a colpire durante gli accessi al pronto soccorso, o nei ricoveri in terapia intensiva.

Qui la morte si compie in un ambiente asettico, pieno di monitor, lontana da sguardi indiscreti e talora dagli affetti più cari. Una prassi all'apparenza crudele, ma intesa anche a salvaguardare il personale poiché ogni morte, specie se di un bambino, mette sempre in discussione il proprio essere persona e sanitario. Per quanto ci si possa difendere, infatti, questo genere di tragedie richiede un'elaborazione psichica enorme, che costa tempo e fatica e che la Sanità molto spesso non può, o non vuole, permettersi.

Rimane il fatto che, in tutti questi anni, i nostri incontri con la sofferenza e con la morte dei bambini, per quanto si siano purtroppo succeduti con triste regolarità e abbiano lasciato in noi tracce indelebili, ci hanno anche visti capaci di trasformarli in insegnamenti indispensabili a perseverare nel nostro dovere, nonostante tutto.

---

combinazione con le misure che tendono a prolungare la vita (ISSalute, Istituto Superiore di Sanità, www.issalute.it).

Una soddisfazione amara che riguarda tutti gli operatori sanitari, in grado però, unita alla grande soddisfazione per aver reso migliore la qualità di vita di molti dei nostri pazienti e delle loro famiglie, di ripagarci per i sacrifici e le difficoltà incontrate durante la professione.

Maurizio Cremonte e Riccardo Lera

Autori e curatore

Maurizio Cremonte (1957). Laureato in Medicina e Chirurgia presso l'Università di Genova nel 1982 e specializzato in Neuropsichiatria Infantile nel 1986. È stato vincitore del concorso per il dottorato di ricerca in Fisiopatologia dello sviluppo e della vita di relazione, e borsista per ricerche in tema di epilessia e malattie neuromuscolari presso la divisione di Neuropsichiatria Infantile dell'Istituto Gaslini di Genova. Ha lavorato presso il Service de Neurologie Pediatrique de l'Universitè Catholique de Louvain, a Bruxelles, ed è stato collaboratore esterno per la ricerca Valutazione elettrofisiologica di pazienti affetti da patologia neurochirurgica presso il servizio di Neurochirurgia dell'Istituto Gaslini. Dal 2010 ha diretto la Struttura Complessa di Neuropsichiatria Infantile dell'Ospedale Cesare Arrigo dell'ASO di Alessandria fino alla pensione (2019). È attualmente responsabile di progetti relativi al trattamento dei disturbi dell'alimentazione e del disagio adolescenziale e consulente presso l'Istituto Piccolo Cottolengo di Don Orione di Tortona. Già membro del Coordinamento Regionale per l'autismo, è responsabile organizzativo di corsi di aggiornamento in tema di pediatria, neurologia e psichiatria dell'età evolutiva nonché in tema di cure palliative al malato pediatrico. Oltre a svolgere una fitta attività congressuale, ha pubblicato su riviste nazionali e internazionali ed è coautore di testi sul volontariato in ambito sociosanitario. Collabora attivamente con il Gruppo associato per Psicoterapia Psicodinamica di Alessandria. È Presidente dell'Associazione Volontari Ospedalieri per l'Infanzia (AVOI-odv) di Alessandria, di cui è socio fondatore.

Riccardo Lera (1956). Nel 1982 si è laureato in Medicina e Chirurgia all'Università degli studi di Genova e dal 1986 è specialista in Pediatria. È stato medico interno della clinica pediatrica dell'Istituto Gaslini di Genova, pediatra di libera scelta, pediatra di comunità e pediatra ospedaliero. Responsabile della diabetologia pediatrica dell'Ospedale Infantile Cesare Arrigo di Alessandria, è stato Consigliere regionale della Società Italiana di Pediatria e responsabile per il Piemonte della Diabetologia Pediatrica per la Società Italiana di Endocrinologia e Diabetologia Pediatrica. Ha collaborato alla pubblicazione di due manuali di autoaiuto per i bambini e per gli adolescenti con problemi di peso. Autore di numerosi articoli di interesse scientifico su riviste nazionali e internazionali. Scrittore non soltanto scientifico, ha pubblicato: 2001, *L'Uspidalet*, Recco: Le Mani; 2001, *Le Storie del Novecento*, Faenza: Moby Dick; 2001, *Una notte relativamente strana. Una storia serravallese del 1895*, Acqui Terme: Impressioni Grafiche; 2018, *Gea e il Re di Denari, Una storia relativamente serravallese del 1911*, Acqui Terme: Impressioni Grafiche; 2019, *L' era glaciale. Storie di Serravalle e di un ragazzo del '56*, Sardigliano: Nuvole; 2022, *Panorama storico di Serravalle*, Serravalle Scrivia: Chieketé; AA.VV., 2022, *Vittorio Gianni Guido, la sua storia*, Serravalle Scrivia: Chieketé 2023. Collabora con l'ambulatorio Nessuno Escluso della Caritas di Alessandria e con il Gruppo associato per Psicoterapia Psicodinamica di Alessandria. È

Presidente onorario della Junior Associazione Diabetici Alessandria (JADA).

Maurizio Scordino (1959). Laureato in Sociologia e in Lettere, esperto di comunicazione, è stato Direttore responsabile ed editoriale di testate giornalistiche e televisive regionali piemontesi. Dedicatosi alla Sociologia della medicina, ha ideato e realizzato *I mercoledì della salute*: cicli di conferenze e convegni di Medicina sociale, giunti alla terza edizione. Nella sua precedente attività di ricercatore e saggista è stato curatore di volumi riguardanti l'immigrazione regolare dei cittadini extracomunitari in provincia di Alessandria. Impegnato nel campo associazionistico, del volontariato e in particolare nella difesa dei diritti degli animali, insieme al biblista Paolo De Benedetti (1927-2016), ha pubblicato: 2013, *In Paradiso ad attenderci*, Milano: Edizioni Sonda. È stato vincitore della terza edizione del *Premio internazionale PiazzAlfieri* (sezione prosa), con sede ad Asti, dove fino al 2019 ha diretto il CE.PR.OS-Asti Onlus di cui è socio fondatore. Nel 2021 e nel 2022 ha realizzato i docufilm: *L'amor pe' peccatori - l'attualità di Dante Alighieri* (opera ammessa al premio *Il maggio dei libri*, patrocinato dal Ministero dei Beni Culturali per le celebrazioni del settimo centenario della morte del poeta) e *Una vita in una riga*, sul senso del ricordo dei caduti della Grande Guerra. Insieme all'artista Gaetano Ricci, nel 2024, ha realizzato il documento visivo *Pain. Attraversando il dolore* e, sempre nello stesso anno, ha curato il catalogo *La pittura come impegno civile. Emilio Debrevi, l'opera pittorica*. (Tutte le opere video citate, sono disponibili sulle pagine di YouTube, digitando semplicemente i titoli).

Made in United States
North Haven, CT
04 November 2026

21730341R00111